DIE ZEIT

Kranke ohne Lobby

Schwerhörigkeit, Inkontinenz & Co. Die verdrängten Leiden

Harro Albrecht (Hrsg.)

Mit Zeichnungen von Karl Wesker

TRIAS

Inhalt

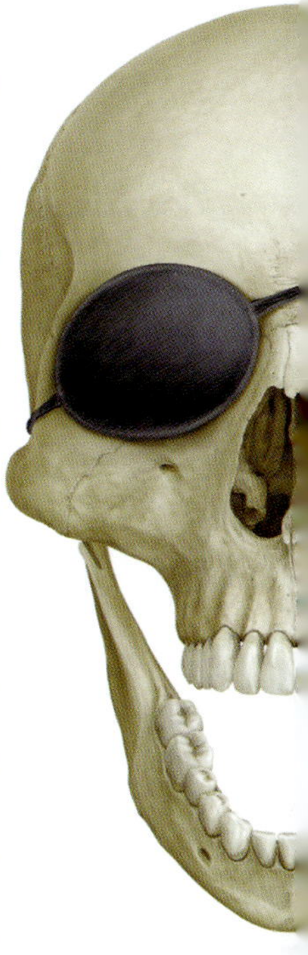

Auf einem Auge blind

Krankheiten haben ein Image. Manche – wie der Herzinfarkt – sind gesellschaftlich geachtet, andere werden verdrängt. Für die einen gibt es Geld und Mitleid, andere interessieren die Forscher und Therapeuten kaum. Dieses Buch fasst die große ZEIT-Serie über die vernachlässigten Volkskrankheiten zusammen. Von Harro Albrecht

Im Schwäbischen heißt der Schlaganfall »Schlägle«; doch vom »Herzinfarktle« zu sprechen würde niemand wagen. Ein geschädigtes Herz wird allemal ernster genommen als ein Hirn, das schlagartig aussetzt. Dabei sind in beiden Fällen die gleichen Mechanismen am Werk: Gerinnsel verstopfen die Blutgefäße und blockieren die Sauerstoffzufuhr zu Hirn oder Herz. In beiden Fällen müssen Ärzte diese Pfropfen innerhalb der ersten drei Stunden medikamentös auflösen – sonst sind die Schäden irreversibel. Schlaganfallpatienten aber fehlt das Drängende, Eilige, sie sind gelähmt oder können nicht mehr sprechen. Viele Herzinfarktopfer hingegen klagen laut über große Schmerzen im Brustkorb. Ihnen stehen unter anderem 600 Herzkatheter-Labore zur Verfügung – für Schlaganfallpatienten dagegen gibt es nur 150 spezialisierte Abteilungen. Die Sterblichkeit durch Herzinfarkte sinkt, die Sterblichkeit durch Schlaganfälle steigt. Das »Schlägle« bringt jährlich 66 000 Menschen um.

In der Medizin regiert die Ungerechtigkeit. Wer glaubt, Krankheiten würden vorurteilslos diagnostiziert und entsprechend ihrer Schwere gewürdigt, liegt falsch. Auch Leiden unterliegen Moden. Manche sind en vogue, andere werden schamhaft verdrängt. Ein Herzinfarkt zum Beispiel gilt geradezu als Ausweis eines erfüllten Arbeitslebens; dem Schlaganfall dagegen haftet der Ruch des Alte-Leute-Leidens an; Krebs wird als bösartiger, hinterhältiger Feind bekämpft; wer an Raucherhusten erkrankt, muss sich gegen den Vorwurf wehren, selbst schuld

2

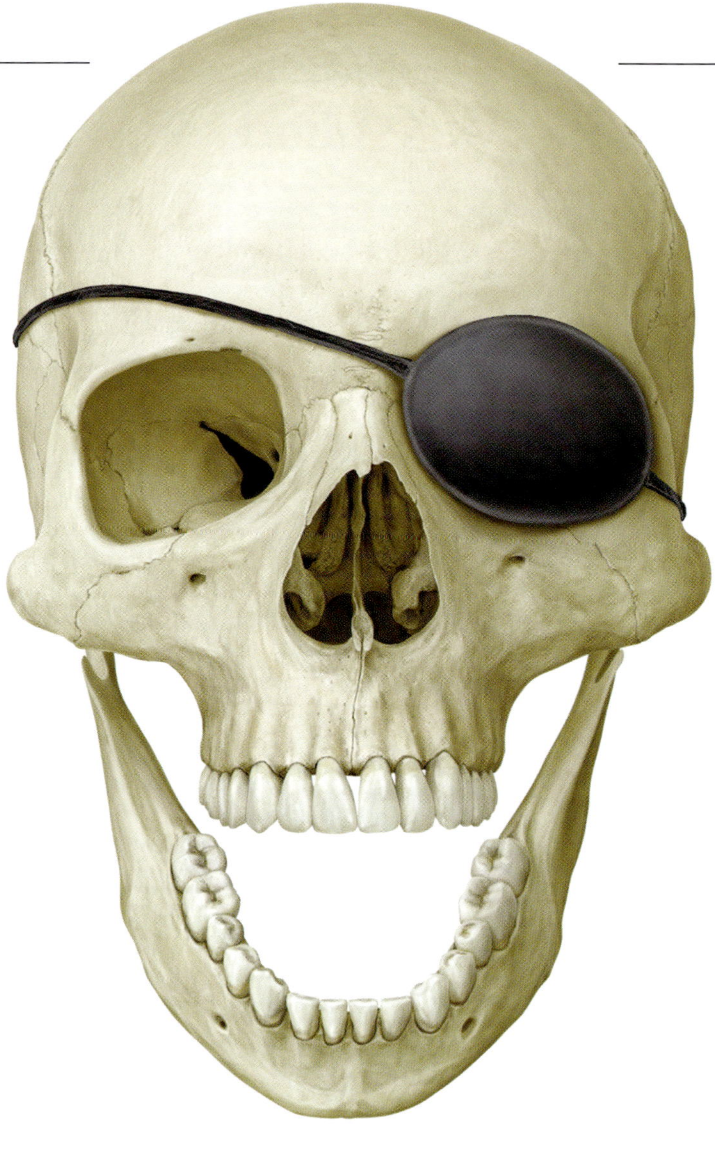

zu sein. Solche – oft unterschwelligen – Assoziationen können für die Betroffenen ernste Folgen haben. Der Ruf einer Krankheit entscheidet nicht nur darüber, ob ihre Erforschung ausreichend finanziert wird, sondern auch, ob Patienten eine angemessene Behandlung und Beachtung erfahren. Eine heimliche Agenda wirkt in der Medizin, die niemand gerne öffentlich macht. Weder Medizinsoziologen noch Versorgungsforscher oder Epidemiologen haben in Deutschland bisher Daten erhoben, aus denen sich ableiten ließe, welchen Krankheiten zu viel und welchen zu wenig Aufmerksamkeit zuteil wird.

Grund genug für die ZEIT, auf die vergessenen Volkskrankheiten aufmerksam zu machen. In dieser Serie werden weit verbreitete Leiden vorgestellt, die im Schatten berühmterer Krankheiten stehen. Jeder kennt die Zuckerkrankheit, den Diabetes. Wer aber hat je vom metabolischen Syndrom gehört, einer komplexen Vorstufe des Diabetes, die ebenso häufig ist? Wie oft liest man etwas über den Austausch von Herzklappen, mit rund 18 000 Eingriffen pro Jahr immerhin die zweithäufigste Art der Herzoperation in Deutschland? Eine Bypass-Operation dagegen, das gilt was, da darf man sich in einer Riege mit Staatenlenkern wie Bill Clinton fühlen!

Wie erklärt sich dieses unterschiedliche Image von Krankheiten? Sind das kulturelle Umfeld, die Machenschaften der Pharmaindustrie, der einseitige Blick der Medien schuld? Antwort: alle zugleich. Die Moden des Leidens verändern sich dynamisch, sind immer auch ein Spiegel des jeweils herrschenden Zeitgeistes. So wurde etwa die Tuberkulose im 19. Jahrhundert noch mit blassen, durchgeistigten Künstlern in Verbindung gebracht, galt als erbauliche, vornehme Krankheit. Später erschien die Schwindsucht als ein Übel des Proletariers, der in lichtlosen Kellern vegetieren musste. Und heute wird sie wiederum als Gefahr aus den armen Ländern im Osten thematisiert.

Krebskranke Kinder eignen sich für Titelgeschichten – herzkranke nicht

So richtig entsteht und manifestiert sich der Ruf einer Krankheit erst über ihr Medienecho. »Die ›skandalisierte Krankheit‹ beherrscht die Medien, die Krankheiten indes, an denen die Menschen

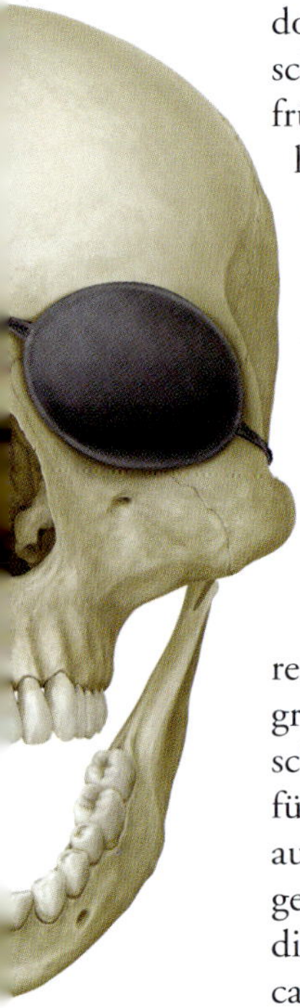

wirklich sterben, werden nicht erwähnt«, kritisiert Alfons Labisch, Medizinhistoriker und Rektor der Universität Düsseldorf. Schlagzeilen lassen sich mit autistischen Rechenkünstlern machen, mit früh vergreisten Kindern oder Zwillingspaaren, die an den Köpfen zusammengewachsen sind – mit Fallgeschichten also, die Erstaunen, ethische Bedenken oder Emotionen auslösen. Besonders gut eignen sich dafür naturgemäß kranke Kinder. Spätestens seit der stern 1985 eine große Titelgeschichte über krebskranke Kinder (»Für dieses Kind lohnt jeder Einsatz«) veröffentlichte, ist das Bild der kahlköpfigen Opfer in unserem Denken verankert. Entsprechend groß ist bis heute die Spendenbereitschaft. Die Deutsche Krebshilfe kann für Kinder jährlich 7,6 Millionen Euro ausgeben – unter anderem für Psychologen, Studien, Gebäude und seit 2003 für die Nachsorgeeinrichtung Waldpiratencamp in Heidelberg.

Aber was ist mit nieren- oder herzkranken Kindern? Ihnen sieht man das geschädigte Organ nicht an – auf einem Titelbild sähen die meisten gesund aus. Also kommen sie auch nicht in die Medien. Und der Bundesverband für herzkranke Kinder muss mit wenigen hunderttausend Euro Spenden pro Jahr auskommen. Psychologische Betreuung, Betten für Mütter oder Studien für Medikamente sind kaum finanzierbar. »Während die Kinderkrebsärzte schon ihre Therapie optimieren, fehlt uns das Geld für die ersten Studien«, klagt Hermine Nock vom Bundesverband.

Dabei sind schwere kindliche Herzfehler nicht seltener als der Krebs am Anfang des Lebens. Manche der 6000 Kinder, die jährlich mit einem Herzfehler geboren werden, haben nur eine Herzkammer, die Blutgefäße sind verkehrt herum ans Herz gewachsen oder die Herzklappen sind verengt. Einige müssen sich wiederholt schwierigen Operationen unterziehen, sind extrem schwach und haben nur eine Lebenserwartung von ein paar Jahren. Doch wenn Jochen Weil, Chef der Kinderherzklinik des Hamburger Universitätsklinikums Eppendorf, auf einer Party von seiner Profession erzählt, fragen Gesprächspartner häufig irritiert: »Herzkrankheiten bei Kindern? Ich dachte, so etwas gibt es nur bei Erwachsenen.«

Weil will sich nicht beklagen. Die technische Ausstattung seiner Abteilung sei gut. »Aber einen Arzt zur Forschung wegschicken zu können, ein paar Fachbücher mehr oder andere Kleinigkeiten, das wäre schon eine Erleichterung.« Vor einem Jahr wurde die Psychologenstelle auf eine halbe gekürzt. Dabei brauchen vor allem die Angehörigen psychische Unterstützung, wenn ihr Kind eine stundenlange schwere Herzoperation über sich ergehen lassen muss. Doch mit den 12 000 bis 15 000 Euro Spendengeldern, die Weils Abteilung pro Jahr erhält, ist nicht mehr drin.

Ganz anders sind die Verhältnisse in der Kinderkrebsabteilung desselben Klinikums: Dort stehen den kleinen Patienten – neben Ärzten und Pflegepersonal – drei Psychologen und eine Spieltherapeutin zur Verfügung. Und jährlich fließen 600 000 Euro Spenden. »Kinder gelten als unschuldig, und Krebs löst bei vielen ganz allgemein Ängste aus«, erklärt Reinhard Schneppenheim, der Direktor der Kinderkrebsabteilung, die Spendenfreudigkeit.

Natürlich verdienen die krebskranken Kinder jedes Mitgefühl und reichlich Unterstützung. Aber es ist schon merkwürdig, wenn man von der noblen Krebsstation in die deutlich einfacher ausgestattete Kinderherzstation hinüberwandert. In der Erstgenannten gibt es ein Spielzimmer für die Kleinsten und einen Extraraum mit Internet-Computer für die Jugendlichen; der Garten mit Spielgeräten ist über eine lange Rampe erreichbar, über die die krebskranken Kinder auch mit Infusionsständern nach draußen gehen können. Auf der Herzstation dagegen ist das einzige Spielzimmer nur ein Viertel so groß wie nebenan, der Elternraum ist ein langer Schlauch, in dessen Ende eine Sitzgarnitur gedrängt ist. Bis vor kurzem mussten die Angehörigen der Kinder sogar noch an einem Tisch auf dem Stationsflur sitzen. Der Garten immerhin ist auch für die herzkranken Kinder zugänglich.

Neben solchen Unterschieden, die mit der Medientauglichkeit einer Krankheit zusammenhängen, kommen bei Erwachsenen noch andere, moralische Aspekte ins Spiel. Während die Erkrankung eines unschuldigen Kindes als schicksalhaft angesehen wird, stehen Erwachsene häufig im Verdacht, selbst schuld an ihrer Krankheit zu sein. Wer gegen seinen Körper »sündigt« und deshalb krank wird, muss doppelt leiden. Asthma zum Beispiel geht als Schicksal durch, der Raucherhusten dagegen, unter Experten als Chronisch Obstruktive Lungenerkrankung (COPD) bezeichnet, ist eine »Selbst-Schuld-Krankheit«. »Ich sag in meinen Vorträgen manchmal, das ist die Pfui-Erkrankung«, erklärt Tobias Welte, Pneumologe von der Medizinischen Hochschule Hannover. Dem Herzinfarkt, häufig durch fettes Essen und Rauchen bedingt, hängt dieser Ruf kaum nach.

Dieser Ruf hat Folgen: COPD wurde von der Forschung lange Zeit links liegen gelassen. Obwohl schätzungsweise 10 Prozent der Bevölkerung unter COPD leiden, verleugnen dies viele. »Noch immer behaupten drei Viertel der Patienten mit COPD, sie hätten Asthma – das ist schicker«, sagt der Pneumologe Welte. Selbst Ärzte, die es eigentlich besser wissen müssen, machen lieber immer wiederkehrende Infekte für den hartnäckigen Husten verantwortlich, als Ross und Reiter zu nennen.

Neben jenen, die als »schuldig« abgestempelt werden können, haben auch Menschen mit Geisteskrankheiten oder Psychosen einen schlechten Stand. Was den Kern der Persönlichkeit berührt, zu Kontrollverlust und sozialer Unberechenbarkeit führt, ängstigt die Umgebung. Nur wenige mögen bekennen, dass sie ihr Leben zeitweise nicht unter Kontrolle haben, dass eine Psychose ihnen ein eigenverantwortliches Leben unmöglich macht. Auf der »imaginären Imageliste« der Krankheiten stehen die Geisteskrankheiten deshalb ganz am Ende. Dies ist das Gebiet der Abwertung, der Ausgrenzung, des Stigmas. Die umfassendste Datenbank für medizinische Literatur, Medline, liefert zum Stichwort »Stigma« 3038 Treffer und 526 Schlagworte. Am häufigsten erscheint das Wort im Zusammenhang mit Geistes- und Gemütskrankheiten, keine einzige Verbindung gibt es dagegen zwischen »Stigma« und »Herzinfarkt«.

Mitunter beeinflusst auch das gewandelte Interesse einer Lobby die Wahrnehmung einer Krankheit. Lange Zeit etwa mussten herzkranke Kinder aus Deutschland nach London reisen, weil die Herzchirurgen hierzulande lieber Erwachsene operierten. Inzwischen konkurrieren aber zu viele Herzzentren um die Erwachsenen, daher spezialisieren sich diese nun auf Kinder. Parallel dazu stieg in den vergangenen zwei Jahren auch die Medienpräsenz von herzkranken Kindern – auch wenn sie wohl niemals so im Rampenlicht stehen werden wie ihre krebskranken Altersgenossen.

Der wichtigste Spin-Doktor für die Akzeptanz einer Krankheit allerdings ist die Pharmaindustrie. Immer wieder kommt es vor, dass aus unerfindlichen Gründen plötzlich bestimmte Krankheiten im Gespräch sind – Osteoporose, Hyperaktivitätssyndrom oder Brustkrebs. Und häufig bewirbt dann ein Pharmaunternehmen gerade mit aller Macht ein entsprechendes Präparat in Selbsthilfegruppen und Medien. Bestes Beispiel ist die Geschichte der erektilen Dysfunktion und Viagra. Noch vor zehn Jahren war die Impotenz das Sinnbild des männlichen Versagens. Kein Mann hätte sich getraut, mit diesem Makel Mitgefühl zu erregen. Das änderte sich erst, als dieses hoffnungslose Kapitel durch einen Technofix lösbar war. 1998 wurde Viagra durch den Pharmaproduzenten Pfizer eingeführt, und in kürzester Zeit war das Thema kein Tabu mehr. Die blaue Pille machte aus der Impotenz ein beherrschbares Problem mit Lifestyle-Appeal. Vor einigen Monaten ließ der alternde Playboy-Herausgeber Hugh Hefner wissen, dass er mit dem Einsatz von Viagra keine Probleme habe, wohl aber mit seiner Schwerhörigkeit. Ein Hörgerät? No way!

Eigentlich hätte man erwarten können, dass sich die Impotenzforscher ganz unabhängig von medialen Strömungen für das medizinische Problem einsetzen. Aber auch die Wissenschaft entdeckte das Problem der erektilen Dysfunkion erst richtig durch Viagra. Nach 1998 verdoppelte sich die Anzahl wissenschaftlicher Publikationen über die Erektionsschwäche. Das Geld folgt auch in der medizinischen Forschung nicht dem neutralen Bedarf nach wissenschaftlichem Erkenntnisgewinn, sondern den Wünschen des Publikums.

Der Mediziner Cary Gross von der Yale University ging der Frage nach, ob die Vergabe von Fördergeldern der National Institutes of Health in Zusammenhang mit der Schwere von 29 Krankheiten (gemessen an durch Behinderung verlorenen Lebensjahren) steht. Sein Ergebnis: Einige Krankheiten waren deutlich über-, andere unterfinanziert. Die Forschung gegen Aids, Brustkrebs und Diabetes zum Beispiel erhielt überproportional kräftige Unterstützung, die Forschung über COPD, Lungenentzündungen und Depressionen vergleichsweise wenig.

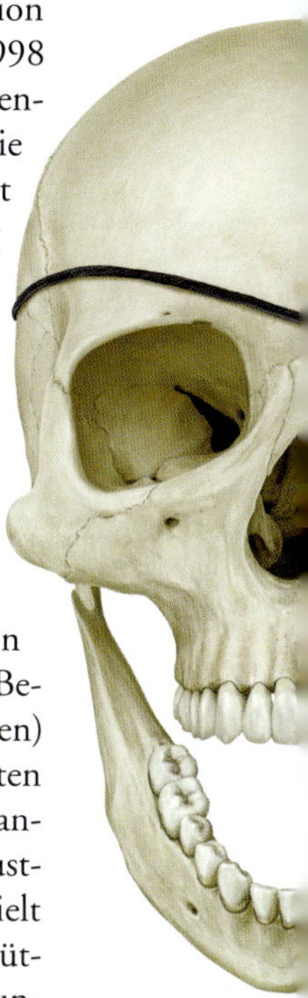

Schuld am Forschungsdefizit ist auch die nationalsozialistische Vergangenheit

Die Frage, ob die Gelder in die richtige Richtung fließen, ist umso wichtiger, als Politiker und Mediziner auch in Deutschland zunehmend über Rationierungen im Gesundheitswesen nachdenken. Die Allokation, die Verteilung der Ressourcen auf die Kranken, ist noch ein Tabuwort. In Zukunft wird es häufiger zu hören sein. Medizinischer Fortschritt, steigendes durchschnittliches Lebensalter und fehlender Nachwuchs kosten das Gesundheitssystem so viel, dass die Kassen medizinische Leistungen rationieren müssen. Spätestens dann sollte sich die Gesellschaft über die Kriterien der Rationierung klar geworden sein. Wenn es dabei halbwegs gerecht zugehen soll, müssen in naher Zukunft die verzerrenden irrationalen Aspekte wie das Image von Krankheiten aufgedeckt werden.

Da es allerdings keine Wächter gibt, die streng begutachten, ob eine Gruppe Kranker das bekommt, was ihr zusteht, könnten zu den wichtigsten Hilfsmitteln eine angemessene Versorgungsforschung, eine zielgerichtete Epidemiologie und die medizinsoziologische Begleitforschung werden. Dieses Feld aber ist gerade in Deutschland noch kaum bestellt – ein Erbe der Vergangenheit. Nach den nationalsozialistischen Auswüchsen hatten Massenuntersuchungen in Deutschland einen schweren Stand. Lange Zeit wurde auf diesem Gebiet überhaupt nicht geforscht. »Erst langsam werden hier Versäumnisse nachgeholt«, sagt Ulrike Maschewsky-Schneide vom Berliner Zentrum Public Health, die im August einen internationalen Kongress für Versorgungsforschung in Berlin geleitet hat.

Völlig beseitigen lässt sich die verzerrte Wahrnehmung von Krankheit nicht. Menschen machen sich immer ein Bild von Krankheiten, sie wachsen mit diesen Bildern auf. Doch diese Metaphern führen ein unheilvolles Eigenleben, sie lenken von dem Bedürfnis der Kranken ab, die beste Behandlung zu bekommen. Die gesündeste Weise, krank zu sein, schrieb Susan Sontag in ihrem Buch »Krankheit als Metapher«, bestünde darin, »sich so weit wie möglich von metaphorischem Denken zu lösen, ihm größtmöglichen Widerstand entgegenzusetzen«. Mit der Serie über die unbeachteten Volkskrankheiten, mit Grafiken des Berliner Anatomie-Illustratoren Karl Wesker, will die ZEIT dazu beitragen, diesen heilsamen Prozess zu fördern.

Herzklappendefekt

Das vergessene Spiel der Ventile

Über Herzinfarkte und Bypass-Operationen wird viel gesprochen, über defekte Herzklappen kaum. Sie werden viel zu spät entdeckt und behandelt. Dabei kann die moderne Chirurgie vielen Patienten mit Ersatzklappen eine normale Lebenserwartung schenken. Von Harro Albrecht

Unter der Haut vollzieht sich das große Rätsel des Lebens. Für Laien ist das Geschehen im Körper kaum begreifbar, es braust und saust und am Ende ist die Nahrung irgendwie verdaut und das Blut sauerstoffgesättigt. Das einzige übersichtliche Organ scheint das Herz. Es arbeitet wie eine Pumpe, die Herzklappen darin sind die Ventile, die den Blutfluss in die richtige Richtung lenken. Ein Herzklappendefekt, so das Vorurteil, muss simpel zu lösen sein. Alte Klappe raus, neue rein, fertig. Pitstop für Herzen. Die Schwierigkeiten der Reparatur ergeben sich aus der Natur des Organs. Obwohl das Zentralteil »Klappe« heißt, ist es ein sehr zartes Ding. Eine natürliche Herzklappe besteht aus drei Millimeter dünnen Häutchen, so glatt, dass kein Blutkörperchen darauf gerinnen mag. Sie öffnet sich so flexibel, dass sie dem Blutstrom keinen Widerstand entgegensetzt. Andererseits sind die Ränder der Häutchen so fest und präzise geformt, dass sie beim Schließen nicht ein Tröpfchen Blut zurückfließen lassen. Aber wehe, das Gewebe versagt.

Mit 18 000 Eingriffen ist der Austausch von Herzklapppen die zweithäufigste Herzoperation in Deutschland, gleich nach der Bypass-Operation. In rund 200 000 Herzen arbeiten bereits Prothesen, und es werden immer mehr, weil die Menschen immer älter werden und im Alter jenseits der 70 die Klappendefekte zunehmen.

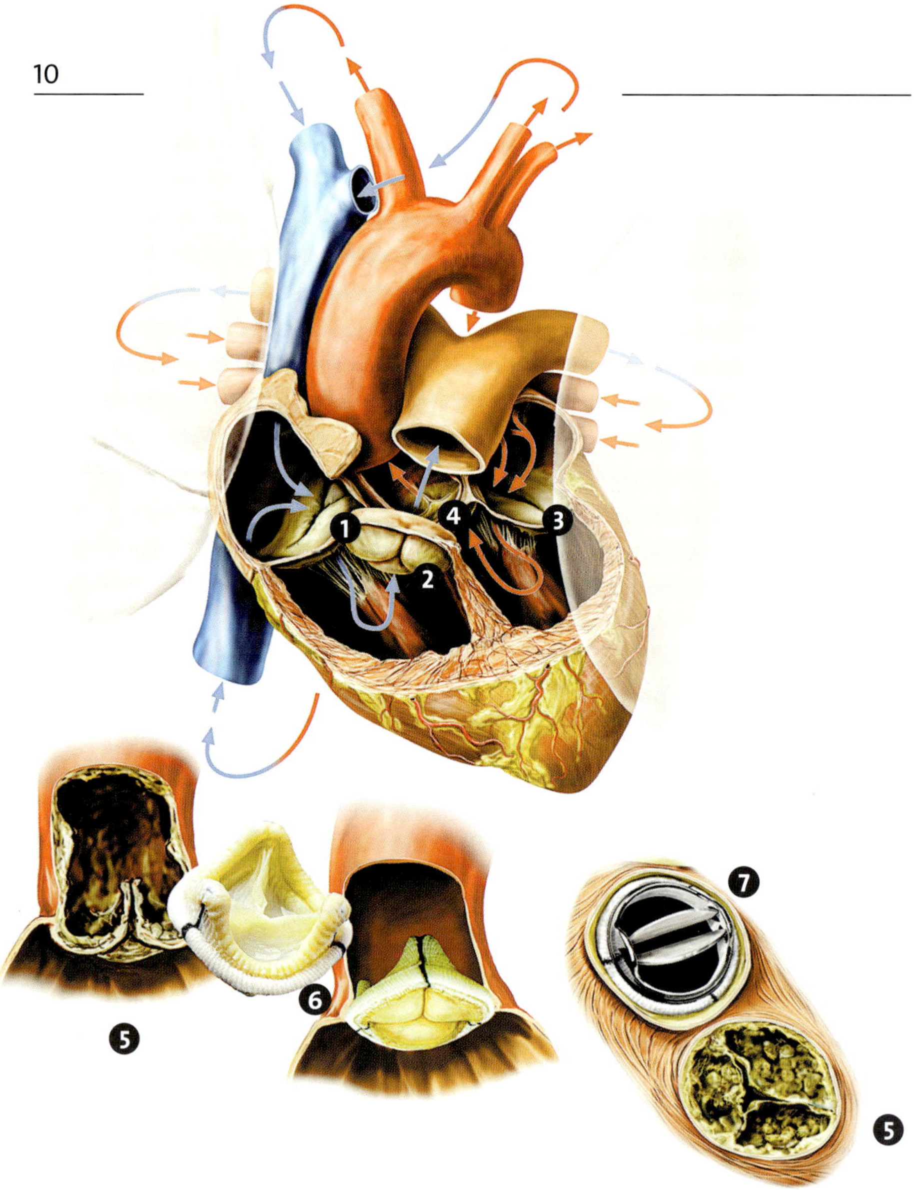
1
2
3
4
5
6
5
7
5

Das ist Reiner Körfers Alltag. Bypass, Klappe, Bypass, Bypass. So geht das jeden Tag, Jahr für Jahr. 20 000 Herzkranzgefäße und Herzklappen hat Körfer, Chef des Herzzentrums Bad Oeynhausen, in seinem Leben operiert. Der gebürtige Klevener hat so viel Routine, dass er sich und seine Kollegen mit Quizfragen geistig in Schwung hält. »Welche beiden berühmten Männer stammen aus Kleve?«, will der Chef jetzt wissen; er beugt sich über den Schreibtisch und gibt einen Tipp: »Der andere trug einen Hut.« Beuys vielleicht? »Genau, Joseph Beuys.«

In Körfers Klinik lassen sich jedes Jahr 1700 Patienten die geschädigten Herzklappen richten. In einem polierten Wurzelholzkasten verwahrt der Chirurg Dutzende Modelle. Neue Varianten und Antiquitäten. Zum Beispiel die erste Starr-Edward-Prothese aus dem Jahr 1961 mit einem kleinen Vollgummiball, gefangen in einem Drahtkäfig. »Die ist etwas gelb geworden vom Blut«, sagt Körfer und schiebt eine weitere Preziose über den Tisch: »Hier, ein russischer Nachbau – etwas grau.« Schließlich führte die technische Evolution zu weit offenen Doppelflügel-Prothesen. Körfer

◀ Die Herzklappen steuern die Fließrichtung des Blutes. Sauerstoffarmes Blut (blaue Pfeile) strömt aus allen Körperregionen in den rechten Vorhof des Herzens. Von dort gelangt es über die Tricuspidalklappe (❶) in die rechte Herzkammer. Die rechte Herzkammer pumpt das Blut durch die Pulmonalklappe (❷) über die Lunge zum linken Herzvorhof.
Von dort aus fließt das sauerstoffreiche Blut (rote Pfeile) über die Mitralklappe (❸) in die linke Herzkammer. Das Blut wird dann vom Herzen unter hohem Druck über die Aortenklappe (❹) in die Arterien im ganzen Körper verteilt.
Sind die Herzklappen verkalkt (❺), müssen sie ersetzt werden. Entweder durch eine biologische Klappe vom Schwein (❻) oder durch ein künstliches Ventil (❼).

wirft gleich zwei Exemplare vor sich hin. In einem Metallring verlaufen parallel zwei Stege, an denen halbkreisförmige Scheiben befestigt sind. Drängt das Blut aus der Herzkammer in die Körperschlagader (Aorta), schwingen diese Flügel auf, wie Saloontüren. Will das Blut wieder zurückfallen, schlagen sie zu. Simpel und effektiv.

Der Herzmuskel ist auf die reibungslose Mitarbeit der Klappen dringend angewiesen. Sie regulieren den Blutfluss durch das Pumporgan, durch die Lungen und in den Kreislauf. Ist eine der vier Herzklappen im Herzen defekt, muss sie repariert werden. Die Leber mag zu vier Fünfteln ausfallen, eine Niere, eine Lunge, die Milz, all das kann ein Körper verkraften – funktioniert aber die Klappe nicht, ist der Herzmuskel und damit das Leben gefährdet. Trägt der Klappenträger von Geburt an eine defekte Klappe in sich, oder verkalken sie im Alter, dann läuft die Uhr.

Viel zu selten hören Hausärzte noch Herzen ihrer Patienten ab

Auf dem Operationsplan steht ein Aortenklappenersatz bei einer 60-jährigen Hausfrau. Die Assistenzärzte haben bereits den Brustkorb geöffnet. Übersichtlich wie ein Motor unter der Kühlerhaube liegen dort die Organe. Rechts und links glänzen im Lichtkegel der Operationslampe die Lungenflügel, und in der Mitte hebt und senkt sich das Herz. Daraus windet sich die Aorta. Sie bebt etwas. Zwischen diesem großen Blutgefäß und den Herzkammern sitzt verborgen im Dunkel der Ader die Aortenklappe, sie ist stark verkalkt. Das Herz der Patientin hat jahrelang gegen diese Verengung angearbeitet.

Früher war das rheumatische Fieber oft für Degeneration des Gewebes verantwortlich. In der Penicillin-Ära aber ist die bakterielle Infektion mit Streptokokken fast ausgestorben. Heute rauchen die Menschen, essen fett und haben deshalb einen zu hohen Cholesterinspiegel, das fordert an allen Blutgefäßen und auch an den Herzklappen seinen verkalkenden Tribut. Der häufigste Austauschgrund sind deshalb wie an den Herzkranzgefäßen starke Kalzium-

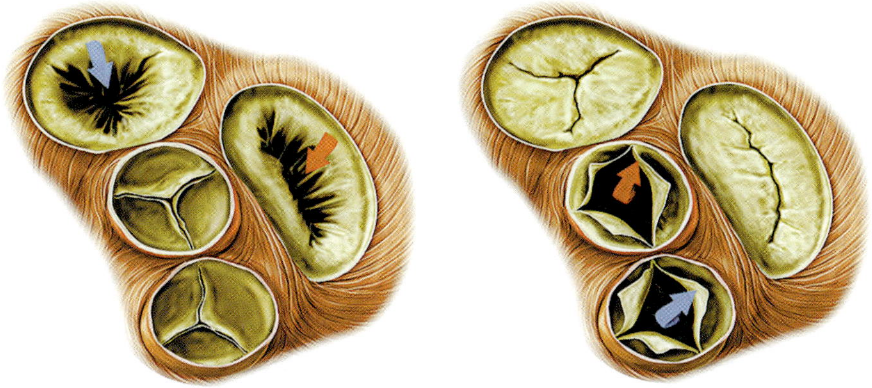

Das Spiel der Ventile muss stimmen, sonst ist das Herz bald überlastet. Öffnen sich die Klappen der Vorhöfe (links), schließen die Kammerventile – und umgekehrt (rechts).

einlagerungen. Bei der Patientin aber waren von Geburt an nur zwei von drei zarten Klappensegeln angelegt. Eine Anomalie, die ungünstige Strömungsverhältnisse hervorruft. Solche Klappen altern schneller.

Die Assistenzärzte haben ihre Vorbereitungen abgeschlossen und das Herz mit Kaliumlösung zum Stillstand gebracht. Die Herz-Lungen-Maschine pumpt nun anstelle des natürlichen Zentralorgans das Blut durch den Kreislauf. Erst jetzt tritt Chirurg Körfer an den OP-Tisch. Die Operationsschwester reicht das Skalpell; mit einem schnellen Schnitt spaltet der Chirurg die Aorta längs. Von oben ist nun die weiß-gelbe, zerklüftete Oberfläche der Klappe sichtbar. Sie ist auf 0,6 Quadratzentimeter verengt, normal wären 3,5 bis 5 Quadratzentimeter. Mit einer Zange knipst Körfer kleine Stücke aus dem Ventil. Bald steht nur noch ein Ring aus Bindegewebe. Dort hinein schlingen die Ärzte im Kreis abwechselnd 14 Fäden und legen die 14 Enden jeweils auf dem Brustkorb der Patientin ab. An diesen Enden befestigen die Ärzte die stoffartige Einfassung der Kunstklappe. Mit einem Stempel drückt Körfer das Ersatzteil bis hinunter zum Herzen. Es wird wenig gesprochen, alle arbeiten konzentriert. Viele Finger schlagen zügig Knoten um Knoten, bis die Prothese fest verankert am Bestimmungsort sitzt.

Der Chef verschwindet zur nächsten Operation, die Assistenten treten den Rückzug aus dem Brustkorb an, verschließen die Aorta und den Herzbeutel. Endlich fügen die Ärzte das gespaltene Brustbein der Frau mit dicken Stahldrähten zusammen und vernähen darüber die Haut. Die Patientin kann auf die Intensivstation verlegt werden.

Auch wenn das Blut nun wieder ungehindert durch die Blutbahn jagt, an der Oberfläche der Mechanik gerinnt es schnell. Also müssen die Patienten medikamentös zum Bluter gemacht werden. Die kleine, weiße Pille Marcumar verändert das Leben der Betroffenen. Weil Marcumar die Gerinnung hemmt, indem es den Vitamin-K-Stoffwechsel drosselt, ist alles bedenklich, was sich auf den Vitamin-K-Spiegel im Blut auswirkt. Die 60-jährige Hausfrau wird sich wie eine Diabetikerin überlegen müssen, was sie isst oder ob ein Glas Wein mehr drin ist. Sie wird bei jedem noch so harmlosen Medikament nachfragen müssen, ob es die Gerinnung beeinflusst, und den Zahnarzt warnen, dass sie Herzpatientin ist.

Es ist früher Nachmittag. Die Patientin liegt auf der Intensivstation und dämmert unter starken Schmerzmitteln vor sich hin. Das Bett ist umstellt von einem Park aus Pumpen und Flachbildschirmen, auf denen viele bunte Linien den Zustand der Patientin anzeigen. Ihr Herz ist noch immer auf elektrische Stimulation von außen angewiesen. Schon vor der Operation hatte es unregelmäßig geschlagen. Vielleicht war die Frau doch etwas spät zur Operation gekommen.

Häufig bemerken die Betroffenen nichts vom Stau im Herzen. Und wenn sie es spüren, ist es oft zu spät. Die ersten Symptome sind Müdigkeit, vielleicht Luftnot, Herzrhythmusstörungen. »Wenn die Aortenklappe verengt und das Herz bereits geschwächt ist, dann ist das Organ schon hin«, erklärt Dieter Horstkotte, Chef der Kardiologie am Herzzentrum. Manche hätten nur noch ein Jahr zu leben – auch mit Ersatzklappe. Jeder zweite Herzklappenpatient würde zu spät operiert. Dabei sei die Diagnostik so einfach: »Die Hausärzte müssten nur bei den üblichen Untersuchungen die Herzen abhören.« Das aber tun sie nur noch höchst selten.

Selbst unter Fachärzten kursieren falsche Vorstellungen über schwächelnde Herzen. »Unter Kardiologen herrscht oft die Ansicht, dass nicht operiert werden müsse, wenn der Patient noch asymptomatisch ist«, sagt Horstkotte und wird deutlich: »Das ist grottenfalsch.« Der Herzmuskel lagert zunehmend Bindegewebe ein, wird dick und steif. Selbst nach dem entlastenden Klappenwechsel erholt sich der Muskel nicht. Und der einweisende Kardiologe ist irritiert. »Vorher sah er ein Herz, das noch gut zu schlagen schien«, sagt Dieter Horstkotte, »nach der Operation ein Herz, das nur noch schwach zuckt.« Das hätten die Chirurgen verpfuscht, schimpfe der Kardiologe dann und schicke seinen nächsten Patienten nicht mehr zum chirurgischen Kollegen.

Am zweiten Tag hat die Patientin die Intensivstation verlassen. Es geht ihr gut, sie kann schon langsam über den Flur laufen, die Rhythmusstörungen sind verschwunden. In sechs Wochen, wenn das durchtrennte Brustbein zugewachsen ist, wird sie auch wieder auf dem Bauch schlafen können.

In der Zwischenzeit muss sie lernen, mit dem Marcumar zu leben. Früher war das Medikament gut für Horrorgeschichten. Es muss gerade so hoch dosiert sein, dass das Blut an den künstlichen Klappen nicht gerinnt, und so niedrig, dass es nicht zu inneren Blutungen kommt. Ein Leben zwischen den Extremen. Tatsächlich erlitten jedes Jahr rund drei Prozent aller Patienten Komplikationen durch die Einnahme von Marcumar. Das war die Zeit, als der Hausarzt die Gerinnungswerte noch alle drei bis vier Wochen bestimmte. Die Blutprobe stand lange in der Praxis, bis sie ins Zentrallabor weitergeschickt wurde, das verfälschte die Ergebnisse.

Ersatzteile vom Schwein arbeiten völlig geräuschlos

Seit die Patienten ihre Werte mit einem Heimgerät selbst messen, ist die Komplikationsrate niedriger. In Bad Oeynhausen wird das Gerinnungs-Selbstmanagement in Schnellkursen gefördert: Heute erleiden pro Jahr nur noch 0,3 bis 0,4 Prozent aller Kunstklappen-Patienten Komplikationen durch Gerinnsel oder Blutungen. Trotzdem führen nur 10

Prozent aller Marcumar-Patienten die Selbstbestimmung durch. »Lange Zeit haben sich die niedergelassenen Ärzte dagegen gesträubt, die Marcumar-Behandlung aus der Hand zu geben«, sagt Dieter Horstkotte.

Das Risiko von Marcumar-Komplikationen hat abgenommen, die künstlichen Herzklappen halten ein Leben lang. Und doch gibt es Gründe, manchmal andere Reparaturverfahren zu nutzen. Nicht bei allen Menschen lässt sich die Blutgerinnung mit einiger Routine zuverlässig einstellen. Die Werte schwanken bei ihnen erheblich und sie leben in ständiger Angst vor dem Blutungs-GAU.

Manche Kranke schreckt auch das hörbare Klicken der Kunststoffklappen. »Wenn hier schon einer hereinkommt, der das Ticken einer Uhr nicht erträgt, dann rate ich von der Kunstklappe ab«, sagt Dieter Horstkotte, »es sind schon Menschen aus dem Fenster gesprungen, weil sie es nicht ertragen haben.« Die Alternative zum klappernden Austauschteil sind biologische Klappen beispielsweise vom Schwein. Sie lassen sich implantieren, ohne dass die Blutgerinnung gehemmt werden muss. Das allerdings hat seinen Preis. Die Bioprothesen sind nach 10 bis 15 Jahren verschlissen und müssen ausgetauscht werden.

Die Komplikationsrate und die Sterblichkeit bei Klappenoperationen sind inzwischen sehr gering. Nur noch zwei Prozent aller Menschen sterben durch den Eingriff. Die Patienten sorgen sich trotzdem. »Eine Herzklappenoperation macht den Menschen Angst«, sagt der Chirurg Körfer, »ein Bypass wird heute schon als Zugabe des modernen Lebens verstanden.« Von Komplikationen wie der Verwirrung nach der Operation, Nierenschäden und Depressionen will Körfer nichts wissen. Das sei alles kein Problem. Für seine Patienten gibt Körfer den väterlichen Maschinisten.

STATISTIK

Herzklappendefekt und Herzinfarkt in Zahlen

An den Herzklappen und den Herzkranzgefäßen hängt das Leben. Wenn die Kranzgefäße verengt oder gar verstopft sind, gelangt kein Sauerstoff mehr in den Herzmuskel. Herzschmerzen unter Belastung oder schließlich gar der Tod des Muskelgewebes, der Infarkt, sind die Folge. Eine Bypass-Operation ersetzt die schadhaften Stellen an den Herzkranzgefäßen durch künstliche Umgehungen. Das Verlegen solcher Umleitungen gehört aufgrund der weiten Verbreitung von Herz-Kreislauf-Erkrankungen zu den weltweit am häufigsten durchgeführten Herzoperationen. 2004 wurden in Deutschland bei 71387 herzkranken Menschen ein oder mehrere Herzkranzgefäße überbrückt. Chirurgen entnehmen dem Patienten Gefäßstücke, etwa eine Beinvene, und umgehen damit die geschädigten Engstellen. Das Blut kann wieder ungehindert fließen.

Seit fünf Jahren allerdings nimmt die Zahl der Bypass-Operationen Jahr für Jahr ab. Der Grund: Immer häufiger schieben Ärzte über eine Arterie an der Leiste eine Sonde an die verengte Stelle und weiten diese von innen. Eine große Herzoperation ist nicht mehr nötig. Starben 1980 noch 120 von 100000 Menschen in Deutschland an einem Herzinfarkt, waren es 2003 weniger als 80 von 100000.

Der Austausch und die Reparatur von Herzklappen hingegen nimmt weiterhin stetig zu. Behandelten die Herzchirurgen 1990 noch 7440 Herzklappendefekte, waren es 2004 bereits 18 617. In dieser Entwicklung spiegelt sich der demografische Wandel wider. Mit dem höheren Alter degenerieren die Herzklappen und funktionieren nicht mehr richtig. Weil aber viele ältere Menschen heute noch sehr leistungsfähig sind und die Operationstechniken ausgefeilter, bekommen auch noch Hochbetagte Ersatzklappen. Werden den Betroffenen Kunstklappen eingesetzt, müssen sie Mittel schlucken, die eine Gerinnung des Blutes verhindern. Die Schar der Menschen, die so zum Bluter gemacht werden, steigt stetig.

Selbst weiter optimierte Operationsmethoden und moderne Klappenvarianten konnten bisher nicht verhindern, dass die Zahl der tödlichen Verläufe der Herzklappendefekte zunimmt. Anders als die verstopften Herzkranzgefäße bleiben fehlerhafte Herzventile oft lange Zeit unentdeckt oder werden erst behandelt, wenn es fast zu spät ist. Viele Ärzte hören einfach die Herzen ihrer Patienten nicht mehr ab. 9379 Menschen starben 2003 an Herzklappenfehlern, 1990 waren es noch 3000 weniger.

COPD

Die atemlose Epidemie

Für gewöhnlich wird die Erkrankung als Raucherhusten abgetan und vernachlässigt. Die Lungen aber kämpfen vergeblich gegen die chronische Entzündung der Bronchien. Von Ute Eberle

Die Krankheit ist eine der tückischeren. Oft arbeitet sie sich so behutsam in den Körper vor, dass jahrelang nicht auffällt, dass da drinnen ein Organ unwiderruflich zerstört wird. Allenfalls merkt der Betroffene möglicherweise, dass er beim Treppensteigen viel lauter keucht als früher. Doch leise Sorgen darüber werden gewöhnlich mit einem flapsigen Spruch übertönt. Man ist halt kein Jungspund mehr! Und vom Sportschaugucken wird man nicht fit! So geht das oft eine ganze Weile.

Dann aber mag es passieren, dass der Erkrankte schon beim Spazierengehen im Park schwer zu schnaufen beginnt. Richtig groß freilich wird der Schreck oft erst, wenn die Luft schon beim Ausräumen der Geschirrspülmaschine wegbleibt. Wenn Gartenarbeit unmöglich und der Schlaf unruhig wird, weil selbst beim Ruhen nicht mehr genug Sauerstoff in die Lungen zu strömen scheint.

Weltweit tötet die Krankheit knapp drei Millionen Menschen pro Jahr, etwa so viele wie Aids. In Deutschland allein sterben an ihr jährlich Zehntausende, und die Zahl derer, die hierzulande daran leiden, geht in die Millionen – drei bis vier, sagt die Deutsche Lungenstiftung, andere schätzen das Ausmaß sogar auf fünf bis zehn Millionen. Da ist es fast garantiert, dass jeder von uns zumindest eine Person kennt, die daran erkrankt ist. Dennoch haben nur wenige den Namen der Krankheit schon einmal gehört – oft kennen ihn nicht einmal die Opfer selbst. COPD: Das Kürzel steht für

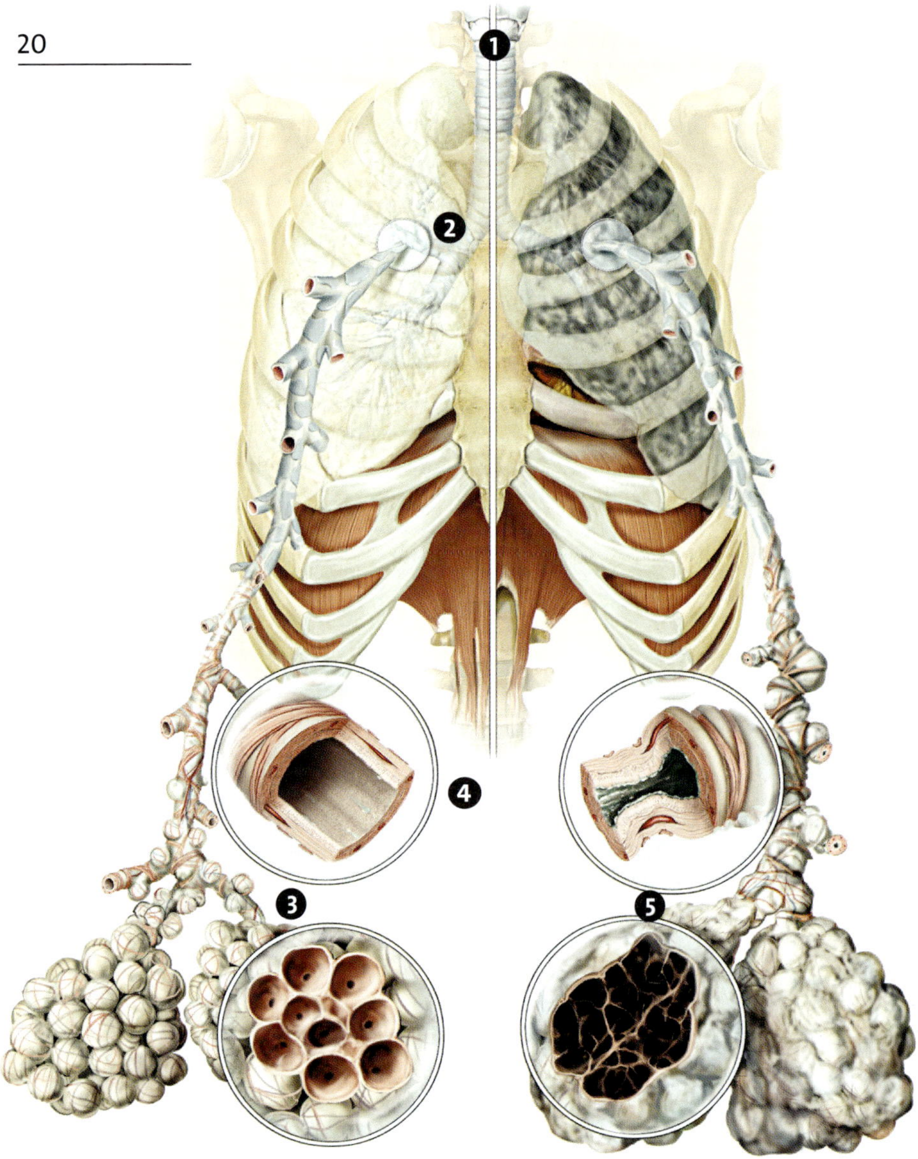
1
2
3
4
5

Chronic Obstructive Pulmonary Disease oder Chronisch Obstruktive Lungenerkrankung.

Auch Jens Lingemann ahnte nichts von der Krankheit, als er vor fünf Jahren zusammenbrach und erst im Krankenhaus wieder aufwachte. Der 44-Jährige aus dem Ruhrpott betrieb damals sein eigenes Taxiunternehmen, hatte 13 Angestellte. Er war einer, der mit fünf Stunden Schlaf auskam. Er kannte kein Weihnachten, kein Neujahr, arbeitete am liebsten nachts. Dann fiel er um. Eine Kohlendioxidvergiftung, weiß er heute.

Die Rettungssanitäter beatmeten ihn künstlich, doch Lingemanns Lunge war bereits so porös, dass sie dabei platzte. Eine Woche lang lag er im Koma, zwei Wochen auf der Intensivstation. Heute schafft er es ohne Gehhilfe kaum bis zum Briefkasten. Er atmet mit Hilfe eines Sauerstoffschlauchs, der sich aus dem Steg seiner Spezialbrille in seine Nase schlängelt. Das andere Ende mündet in einen portablen Tank, den Lingemann alle zehn bis elf Stunden neu füllen muss. Statt eines Unternehmens leitet er heute eine COPD-Selbsthilfegruppe und bemüht sich, Gesunde über das Leiden aufzuklären – Dinge, die er im Sitzen erledigen kann.

COPD zu verstehen ist nicht einfach. Denn es verbirgt sich dahinter kein klares Krankheitsbild, sondern eine Reihe von krankhaften Veränderungen der

◀ In der gesunden Lunge (links) strömt die Luft ungehindert über die Luftröhre (❶) durch die Bronchien (❷) bis zu den traubenförmigen Lungenbläschen (❸). Dort tritt Sauerstoff ins Blut über, und Kohlendioxid wird abgeatmet.
Die Oberfläche der Lunge des COPD-Kranken (rechts) ist fleckig schwarz durch Teerablagerungen. Die Muskeln in den kleinen Ästen seiner Bronchien sind verkrampft (❹). Zusätzlich behindert Schleim den freien Luftaustausch. Die eingeatmete Luft kann nur mit Mühe aus den Lungenbläschen entweichen. Durch den ständigen Überdruck werden die Lungenbläschen auf Dauer zerstört (❺). Der wichtige Gasaustausch klappt immer schlechter.

Atemwege, die ganz individuell ausfallen können. Zwei Dinge aber sind ihnen gemein: Sie behindern die Luftaufnahme, und sie sind in großen Teilen irreversibel.

So leiden viele COPD-Erkrankte am Emphysem, einem Zustand, bei dem entzündliche Prozesse die Wände zwischen den Lungenbläschen auflösen. Eine gesunde Lunge besitzt Millionen von Lungenbläschen, deren Oberfläche zusammen der eines Tennisplatzes entspricht. Jeden Tag tauscht der Körper über sie 10 000 bis 20 000 Liter Luft aus. Statt Trauben kompakter Einzelkammern entstehen große, labbrige Blasen, die nicht nur sehr viel schlechter Sauerstoff aufnehmen, sondern auch das umliegende Lungengewebe behindern.

Andere COPD-Kranke kämpfen mit chronischer Bronchitis, einer Entzündung der oberen Atemwege, auf die der Körper reagiert, indem er zähen Schleim absondert. Gleich Pfropfen setzt er sich in den Bronchien fest, die zudem oft noch zusätzlich verengt sind. Und eine Reihe von COPD-Patienten leidet sowohl an chronischer Bronchitis als auch am Emphysem.

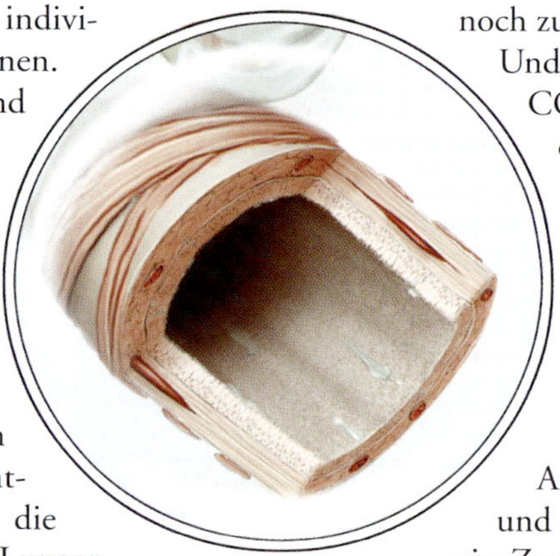

Bronchien

COPD äußert sich meist in einem chronischen Husten, pfeifendem Atem, Kurzatmigkeit und Auswurf. Doch es ist ein Zeugnis dafür, wie langsam der Zerfall voranschreitet, dass viele Betroffene erst zum Arzt gehen, wenn sie bereits 50 Prozent ihrer Lungenfunktion eingebüßt haben. Einer der Ärzte, bei denen sie dann landen, ist Klaus Rabe.

Rabe ist ein deutscher Lungenspezialist, der heute die pulmonologische Abteilung der Universitätsklinik Leiden (Niederlande) leitet. Er ist ein vergnügter Mensch, ein Summen kündigt sein Kommen bereits im Gang an. Er trägt Bundfaltenhosen und ein gestreiftes Hemd, dessen Ärmel er hochgekrempelt hat, und tendiert dazu, die Dinge beim Namen zu nennen. Gemeinsam mit zwei Dutzend Lungenspezialisten aus der ganzen Welt rief Rabe 1997 eine Initiative namens GOLD ins Leben: Global Initiative for Chronic Obstructive Lung Disease. In Zusammenarbeit mit der Weltgesundheitsbehörde WHO und dem amerikanischen National Heart, Lung, and Blood Institute hat es sich GOLD zum Ziel gesetzt, chronische obstruktive Lungenerkrankungen zu bekämpfen, und das heißt vor allem: mehr öffentliche Aufmerksamkeit darauf zu lenken. »Viele können mit COPD wenig anfangen«, sagt Rabe. »Das ist ein Problem. Bei Krebs weiß jeder, was gemeint ist.« Wie aber kann es sein, dass eine Erkrankung, die Millionen täglich um Luft ringen lässt und Zehntausende tötet, so wenig Beachtung findet? Vor allem ein Grund ist gewichtig: Die Erkrankung gilt als hausgemacht, als so selbstverschuldet wie eine Trinkerleber.

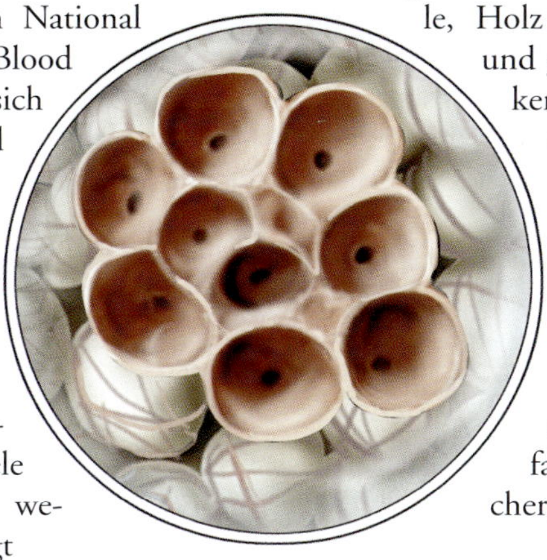

Traubenförmige Lungenbläschen

Chronische obstruktive Lungenerkrankungen entstehen vor allem durch das regelmäßige Einatmen von Rauch über einen langen Zeitraum. In seltenen Fällen kann die Krankheit auch durch einen Gendefekt ausgelöst werden. In Entwicklungsländern, wo oft noch mit Kohle, Holz oder Dung geheizt und gekocht wird, erkranken besonders oft Frauen daran – eine indische Hausfrau etwa steht im Durchschnitt sechs Stunden täglich in der Küche. In Europa und Nordamerika aber befällt COPD fast ausnahmslos Raucher, zumeist mit 20 bis 25 »Schachteljahren«. Als Schachteljahr bezeichnen Experten 20 Zigaretten pro Tag über die Dauer von zwölf Monaten. »In Deutschland gäbe es kein COPD, wenn es keinen Zigarettenrauch gäbe«, sagt Rabe. »Punkt.«

In seinen Augen ist das irrelevant. »Sie würden ja auch keinem Diabetiker die Behandlung verweigern, weil er sich falsch ernährt hat, oder?« Das Manko trug dazu bei, dass die Gelder lange in die Erforschung anderer Krankheiten flossen. »Asthma war sexy, COPD schmutzig«, sagt Rabe. »An Asthma sterben ein paar tausend Menschen pro Jahr. Bei COPD erreichen wir das in einer Woche.« Nicht zuletzt durch die Anstrengungen von GOLD ändert sich diese Einstellung seit ein paar Jahren, doch bis heute steht COPD im Schatten der großen »Volkskrankheit«. Weil sich die Symptome ähneln, wird COPD etwa noch immer oft als Asthma fehldiagnostiziert. Für die Betroffenen kann das schlimme Folgen haben, da Asthmamedikamente nur bedingt gegen COPD helfen. Ein einfacher Lungenfunktionstest, genannt Spirometrie, könnte Klarheit schaffen, doch werde dieser von den Hausärzten viel zu selten durchgeführt, klagt Rabe.

Selbst im Tod bleibt die Wahrheit oft verborgen. Die meisten COPD-Patienten ersticken nicht etwa, sondern sterben, weil ihr Herz stehen bleibt – ausgelaugt von der Anstrengung, ausreichend Luft in die zerstörte Lunge zu saugen. Nicht selten werden sie deshalb als Herztote registriert. Weil man zudem davon ausgehen muss, dass viele Betroffene nie zum Arzt gehen, weil sie ihr Leiden als harmlosen »Raucherhusten« abtun, glauben Experten, dass in Europa bis zu 75 Prozent aller COPD-Fälle nie erkannt werden. »Lungenärzte sind keine guten PR-Leute«, sagt Rabe und beugt sich über den Schreibtisch. »Auf jeder Zigarettenschachtel steht, dass Rauchen die Haut schrumpelig macht, dass es Krebs und Herzkrankheiten auslöst und Kindern schadet – aber nicht, dass es COPD verursacht.«

Angesichts dieser Umstände ist es schwierig, das Ausmaß der Erkrankung abzuschätzen, doch Epidemiologen haben überschlagen, dass weltweit rund 600 Millionen Menschen an COPD leiden. Und es werden wohl noch viel mehr werden. Seit 1990 marschierte COPD in der Statistik der weltweiten Todesursachen bereits von Rang sechs auf Platz vier. Bis 2020 wird es voraussichtlich Rang drei erobert haben, vor Massenkillern wie Tuberkulose, Lungenentzündungen, nur geschlagen von Herzgefäßerkrankungen und Schlaganfällen. Speziell in den Industrieländern steigen die Sterberaten für COPD schneller als für jede andere Erkrankung. Ein Großteil der Zunahme geht auf das Konto von Frauen, die immer öfter zur Zigarette greifen. Im Jahr 2000 starben erstmals mehr Frauen als Männer an COPD.

Wenn es regnet und die Feuchtigkeit auf die Luft drückt, ringt Jens Lingemann besonders schwer nach Atem. Sehnsüchtig wartet er dann, dass es aufklart – bei schönem Wetter schleppt er sich gern auf die Terrasse, wo er oft stundenlang in der Sonne sitzt. Statt 3,7 Liter – wie es für einen Mann seines Alters normal wäre – fasst seine Lunge nur noch 500 Milliliter, so viel wie eine kleine Milchpackung. Das reicht weder zum Treppensteigen noch zum Schuhebinden, und selbst zum Duschen muss sich der 44-Jährige auf einen Hocker setzen. Er schläft nicht viel. »Ich müsste ein Fantast sein zu glauben, dass ich sehr alt werde, da will ich meine letzten Jahre nicht auch noch verschlafen«, sagt der Vater eines zehn- und eines 17-jährigen Sohns.

COPD ist nicht heilbar, doch es gibt heute Medikamente – bronchialerweiternde Mittel wie Beta-2-Sympathomimetika und Entzündungshemmer wie Kortikosteroide –, die ihren Fortgang bremsen und Symptome lindern können. In schweren Fällen entfernen Ärzte chirurgisch besonders große Emphysemblasen. Auch eine Lungentransplantation ist möglich, erfordert aber lange Wartezeiten und ist riskant – 20 Prozent der Empfänger versterben bereits im Jahr nach der Operation.

Die beste Therapie aber halten nur wenige Patienten durch: nicht mehr zu rauchen.

STATISTIK

COPD und Asthma

Beide Krankheiten haben eines gemein: Die eingeatmete Luft dringt zwar bis zu den feinen Lungenbläschen vor, ist dort aber hinter den verstopften, verengten Atemwegen gefangen. Der Sauerstoff wird knapp. Diese Verengung (Obstruktion) ist beim Asthma nur vorübergehend, bei der chronisch-obstruktiven Bronchitis oder Lungenerkrankung (COPD) aber ist sie dauerhaft – und sie legt sich nicht mehr vollständig.

Wichtigste Vorbedingung für die anfallsartige Atemnot beim Asthma ist eine genetische Anlage für Allergien. Etwa jeder fünfte Mensch trägt die Anlage für Asthma in sich, aber nicht bei jedem bricht es aus. Die Lungenerkrankung ist eine der häufigsten chronischen Krankheiten. Zehn Prozent aller Kinder ringen deshalb gelegentlich nach Luft und fünf Prozent aller Erwachsenen. Im Jahr 2002 beliefen sich die Krankheitskosten auf insgesamt 2,07 Milliarden Euro.

Am Anfang der Erkrankung steht manchmal eine Infektion, die Schleimhäute schwellen unkontrolliert an. Auch frühes Rauchen kann häufig später zu Asthma führen. Nach dieser ersten Reizung reichen schon geringe Irritationen, wie der Pollenflug, um die Atemwege zu blockieren. Auch gibt es Hinweise, dass die sterile Umwelt in den Industrieländern das Immunsystem unterfordert und dann schon bei geringfügigen Allergen-Belastungen in Aufruhr versetzt.

Mit rechtzeitigen Cortisongaben lässt sich Asthma inzwischen gut in Schach halten. In Deutschland stirbt kaum jemand mehr daran. Auch nimmt die Zahl der Asthmatiker seit einigen Jahren nicht mehr zu – obwohl inzwischen vermehrt auch ältere Menschen im fünften und sechsten Lebensjahrzehnt den ersten Anfall erleiden. Woher die Verschiebung rührt, ist unklar. An COPD erkranken vor allem Menschen jenseits des 40. Lebensjahrs; 80 bis 90 Prozent der Patienten sind Raucher. Seltenere Risikofaktoren sind eine starke Umweltverschmutzung und eine berufsbedingte Staubbelastung (etwa in Bäckereien oder Kohlenminen). Auch ein genetisch bedingter Alpha-1-Antitrypsinmangel kann COPD verursachen.

Nach Schätzungen gibt es zwischen drei und zehn Millionen Erkrankte in Deutschland. Etwa 30 Millionen Arbeitstage gehen durch COPD jährlich verloren. Jedes Jahr sterben 21000 Menschen an den Spätfolgen der COPD. Laut Expertenprognosen könnte COPD bis 2020 die dritthäufigste Todesursache der Welt sein.

Die Therapie ähnelt der des Asthmas: Entzündungshemmer wie Kortikosteroide und bronchialerweiternde Mittel wie Beta-2-Sympathomimetika, auch als Kombination und Vorsorge gegen Atemwegsinfekte (Grippeschutzimpfung). Sind die Lungenbläschen im Spätstadium der COPD weitgehend zerstört, hilft nur noch eine Lungentransplantation.

Hüftgelenkarthrose

Das Kreuz mit dem Gelenk

Über Arthrose redet niemand gern. Die Krankheit lähmt – und ist nicht heilbar. Ingenieure und Ärzte suchen nach dem perfekten Gelenkersatz.
Von Martin Lindner

Im Bewegungsbad Marienfelde im Südwesten Berlins gehen die Jogger ins Becken. Zehn Damen, ein Herr. Frau Minkenberg ist dabei, das Ehepaar Möhring, Frau Gutzke. Wie jeden Mittwoch und jeden Montag. Im brusttiefen Wasser geht es im Kreis, erst mit der Strömung, dann gegen die Strömung. Das tut den Aquajoggern gut.

»Oberkörper schön durchstrecken!«, ruft Christian, der dunkelblonde Coach der Gruppe, der früher mal Amateurboxer war und jetzt Medizin studiert. Er hat eine CD mit Popmusik in das Abspielgerät gelegt. Die Damen mögen Christian.

Viele von ihnen kommen, weil sie es an den Gelenken haben und ihnen eine Arthrose in der Hüfte sitzt oder im Rücken – oder im Knie. Marianne Minkenberg zum Beispiel. Die Ärzte haben ihr eine fortgeschrittene Kniegelenkarthrose attestiert, und ein wenig sieht man es, wenn sie am Beckenrand geht. Steifer, wackliger ist sie geworden, die Frau mit den kurzen grauen Haaren und dem schwarzen Badeanzug. Aber genau das ist das Wunderbare an der Gymnastik im Wasser, dass hier die Glieder leichter und die Gelenke beweglicher sind und die Jugend ein wenig zurückkehrt.

Mindestens fünf Millionen Deutsche gelten als arthrosekrank, und die meisten Experten erwarten, dass die Zahl weiter steigt. Je älter die Gesellschaft, so die simple Rechnung, desto häufiger die Arthrose. Tatsächlich ist Arthrose, die vor allem Knie und Hüften, Hände oder

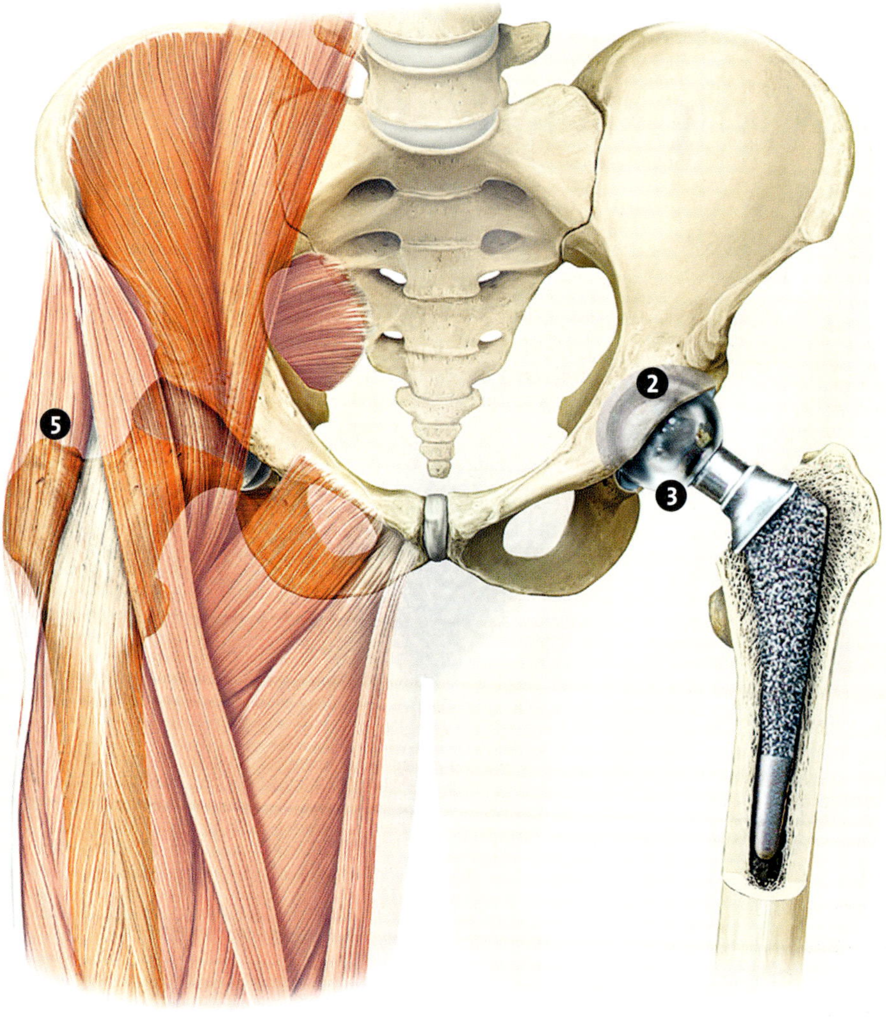
2
5
3

Wirbelgelenke befällt, ein Paradebeispiel für das, was Mediziner als degenerative Leiden bezeichnen: Begünstigt beispielsweise durch Gelenkfehlstellungen, Übergewicht oder schwere körperliche Arbeit, werden über Jahre hinweg die schützenden Knorpelkappen der Gelenke geschädigt. Die Vorstellung von der Arthrose als Verschleißerkrankung ist irreführend, denn dann müssten Gelenke, die am meisten geschont werden, am längsten halten. Das Gegenteil ist der Fall: Ein regelmäßig belastetes Gelenk hält am besten durch. Die Arthrose ist eher die Folge eines Ungleichgewichts zwischen Belastung und gestörtem Knorpel.

Schmerzen beim Treppablaufen sind oft erste Zeichen der Krankheit. Später kommen knöcherne Umbauprozesse hinzu, die Gelenke werden steif. Mitunter endet der Krankheitsprozess in einer schweren Gehbehinderung.

Szenenwechsel, Dresden, Flughafen. Während in Berlin die Aquajogger ihre Runden drehen, arbeitet ESIM in einer Werkhalle der IMA Materialforschung und Anwendungstechnik GmbH: Er pufft und rollt und dreht die Kugel in der Pfanne. Fünf Millionen Mal.

ESIM ist der vielleicht modernste Hüftsimulator der Welt. Wiener Wissenschaftler haben den mannshohen, mit Steuerungstechnik voll gepackten Kasten vor ein paar Jahren entwickelt, um besser prüfen zu können, wie schnell eine künstliche Hüfte im Körper eines Arthrosekranken verschleißt. Seit eini-

◀ Ist das Hüftgelenk erheblich geschädigt (❶), ist ein Implantat oft die letzte Chance, die Beweglichkeit im Gelenk zu erhalten. Die so genannte Total-Endoprothese (TEP) ersetzt die Gelenkpfanne (❷) und den Gelenkkopf im Oberschenkel (❸).
Eine TEP setzen die Orthopäden auch dann ein, wenn der Schenkelhals durch Osteoporose geschwächt und zum Beispiel bei einem Sturz gebrochen ist (❹). Für die Implantation der Endoprothese müssen die Ärzte durch große Muskelpartien schneiden (❺). Der große Zugang erschwert die Rehabilitation nach der Operation. Wenn möglich, versuchen die Chirurgen deshalb, mit einem kleinen Schnitt auszukommen.

gen Jahren müssen Kunstgelenke solche Verschleißtests nach einheitlicher ISO-Norm durchlaufen, bevor sie eine Zertifizierung bekommen. Die Arthrosemedizin braucht Ersatzteile – betriebsfest und abriebsarm.

Hüft- und Knieprothesen werden im Airbus-Labor getestet

Tatsächlich ist die Dresdener IMA – die auch einen Airbus A380 auf Materialverschleiß prüft und deren Vorläuferinstitut zu DDR-Zeiten schon den Trabi testete – eine der wenigen unabhängigen Prothesenprüfstellen in Deutschland. Zu ihren Kunden zählen vor allem kleinere Hersteller, die selbst über keine Testlabors verfügen, aber dennoch mithalten wollen im dynamisch wachsenden Prothesenmarkt. So gibt es allein für künstliche Hüften inzwischen mehr als 300 verschiedene Fabrikate. Nach einer Analyse der Unternehmensberatung Frost & Sullivan könnte der europäische Gesamtumsatz mit Hüft- und Knieprothesen in den kommenden fünf Jahren auf knapp zwei Milliarden Dollar jährlich steigen. Und auch für die Kliniken gehört der Gelenkersatz zum Kerngeschäft: Jedes Jahr, so schätzen Experten, werden in Deutschland rund 100 000 Hüftgelenke und fast noch einmal so viele Knie bei Arthrosekranken ausgetauscht – mit steigender Tendenz.

»Sehen Sie!«, sagt Steffen Vater, der junge IMA-Ingenieur mit dem offenen roten Hemd, und hält eine Kunsthüfte hoch. Sie besteht aus zwei Teilen – der künstlichen Gelenkpfanne, die an eine Nussschale erinnert, und dem Prothesenschaft mit dem kugelartigen Kopf. Beide Teile werden in eine spezielle Halterung eingespannt. Dann kann ESIM sie bearbeiten.

Fresszellen und Abrieb lockern auf Dauer das Implantat

Von einem Elektromotor getrieben, schwingt dabei der Schaft nach vorn, dann in einem leichten Kreisbogen zurück. Die Kugel dreht sich dadurch in der Pfanne auf ihre für den menschlichen Gang so typische Art. Fünf Millionen Mal geht das so. Kugel gegen Pfanne. Schaut man ESIM zu, könnte man meinen, die richtige Arthrosetherapie sei eigentlich ein Ingenieursproblem.

Als Marianne Minkenberg Mitte fünfzig war, musste sie ihren Job an den Nagel hängen. Die Kniegelenke taten ihr zu sehr weh. 19 Jahre hatte sie in einer Großküche gearbeitet, stand den ganzen Tag auf hartem Steinfußboden. Sie wurde krankgeschrieben, arbeitslos, schließlich frühberentet.

Viele Abhilfen gibt es gegen Arthrose, und meist probieren die Betroffenen alles Mögliche aus. Denn über viele Jahre geht es schlicht darum, mit den Beschwerden im Alltag zurechtzukommen. Die Gegenmittel reichen von orthopädischen Schuheinlagen über Schmerzmedikamente und Gelenkinjektionen bis hin zu Nahrungsergänzungspräparaten, die Extrakte aus Haifischknorpel oder Avocado-Soja-Ölen enthalten. Manches davon ist nützlich, vieles umstritten. Umdrehen lässt sich der Arthroseprozess nicht.

Umso wichtiger, vielleicht sogar mitentscheidend für den Krankheitsverlauf ist nach Ansicht vieler Experten das Bewegungstraining. Man weiß, dass sich der Knorpel nur aus der Gelenkflüssigkeit ernährt und dafür das Gelenk bewegt werden muss. Bewegen, ohne zu belasten, gilt als goldene Arthroseregel. Radfahren oder Schwimmen sind gut, Aquajogging auch.

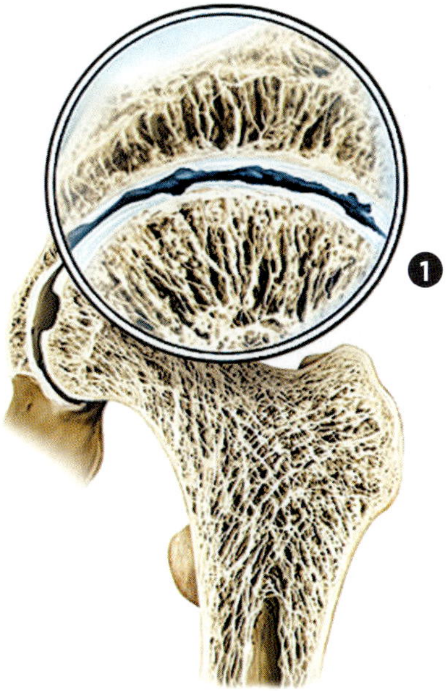

Stark geschädigtes Hüftgelenk

»Schön aus dem Rücken arbeiten!«, ruft Christian. Frau Minkenberg joggt im Kreis. Sie ist jetzt 62, gebürtige Berlinerin, bescheiden. Dass die Kniebeschwerden verschwinden könnten, erwartet sie gar nicht. »Mit manchen Dingen muss man beim Älterwerden leben.« Aber ohne Aquajogging, sagt sie, wäre es schlimmer. Auch Cortisonspritzen ins Gelenk hat sie schon bekommen, man

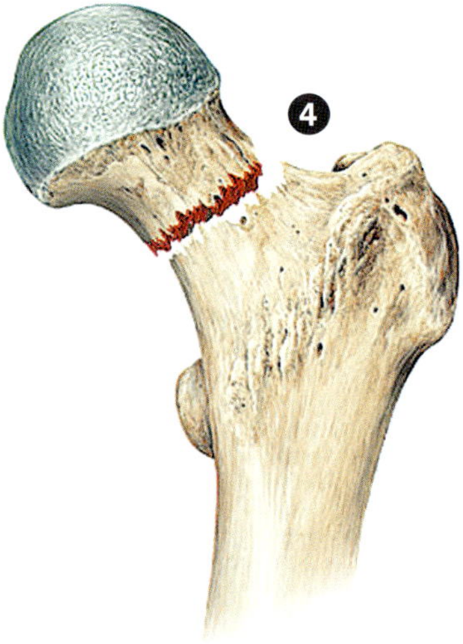

Durch Osteoporose geschwächter, gebrochener Schenkelhals

hat eine Gelenkspiegelung gemacht, manchmal muss sie Schmerzmittel nehmen.

ESIM stampft leise. Wie eine Dampflok in der Ferne. So gut wie irgend möglich wolle man den Körper nachahmen, sagt Steffen Vater. So kann der Simulator wechselnde Belastungen bis zu 300 Kilo über ein Druckluftsystem auf das Kunstgelenk ausüben. Der Spalt zwischen Kugel und Pfanne wird ständig durch ein Gemisch aus Wasser und Kälberserum geschmiert. Der Test läuft bei Körpertemperatur. Die Anforderungen an die Echtheit der Simulation sind größer denn je.

Ende der fünfziger Jahre hatte der englische Chirurg John Charnley die erste erfolgreiche Kunsthüfte entwickelt – seitdem gilt der Gelenkersatz als eine der aussichtsreichsten chirurgischen Operationen überhaupt. Heutige Standardimplantate, die aus Metall und dem Kunststoff Polyethylen bestehen, überdauern rund 15 bis 20 Jahre. Wenn man einen 65-jährigen Patienten mit Arthrose operiert, stehen die Chancen daher nicht schlecht, dass das Implantat bis an sein Lebensende hält.

Doch inzwischen lassen sich selbst Patienten in den Vierzigern ein Kunstgelenk einsetzen – Patienten, die beispielsweise in der Folge von kindlichem Rheuma schon im jungen Erwachsenenalter unter schweren Gelenkschäden leiden oder die schlicht keine Mobilitätseinbußen hinnehmen wollen. Prothesen liegen im Trend. Bei einem 40-Jährigen aber, dem man ein Ersatzgelenk einpflanzt, ist eine Prothesenerneuerung im Laufe des Lebens programmiert.

Längst verfolgen Chirurgen deshalb zwei neue Ansätze: Zum einen verwenden sie gerade bei Hüftoperationen zunehmend miniaturisierte Implantate. Manche von ihnen – beispielsweise die so genannte McMinn-Prothese – lassen sich gleich einer Zahnkrone auf den Knochen aufsetzen. Dadurch soll Knochensubstanz geschont und ein eventuell notwendiger Folgeeingriff erleichtert werden.

Zum anderen könnte die boomende Prothesenforschung Ersatzteile mit längerer Lebensdauer liefern. Eine Schlüsselrolle spielt dabei der Abrieb von Kugel und Pfanne. »Genau den messen wir mit ESIM«, sagt Steffen Vater. Zwar liege der Abrieb selbst nach fünf Millionen Runden meist im Milligrammbereich und sei mit bloßem Auge kaum zu sehen. Doch auch geringe Mengen an Abriebpartikeln lösen eine biologische Antwort des Körpers aus: Sie stacheln Fresszellen an, die den Knochen um die Prothese abbauen. Dadurch lockert sich das Implantat – und muss vorzeitig ausgetauscht werden.

Manche Forscher setzen daher darauf, für die Gelenkpfanne ein neuartiges Polyethylen zu verwenden, das durch Beschuss mit Elektronen- oder Gammastrahlen eine hoch vernetzte molekulare Struktur besitzt und abriebfester ist als das herkömmliche Material. Andere plädieren dafür, ganz auf den Kunststoff zu verzichten und Kugel wie Pfanne komplett aus Metall oder Keramik zu fertigen.

Deutsche Ärzte greifen doppelt so oft zum Messer wie die japanischen Kollegen

»Was das Beste ist, kommt freilich einer Glaubensfrage gleich«, urteilt der Chef der Dresdener Orthopädischen Universitätsklinik Klaus-Peter Günther. »Derzeit giften sich die Leute auf den Kongressen noch an.« Klar ist wohl nur, dass alle Materialien ihre Nachteile haben. So könnte das hoch vernetzte Polyethylen nach neueren Studien anfälliger für Ermüdungsrisse sein als zunächst geglaubt. Die Metallvariante ihrerseits besticht durch extreme Bruchsicherheit, doch werden mit der Zeit Metall-Ionen in den Körper freigesetzt, die ein erhöhtes Allergie-, vielleicht sogar ein erhöhtes Krebsrisiko bergen. Keramik schließlich gilt als praktisch abriebfrei und biologisch gut verträglich, aber in seltenen

Fällen treten folgenreiche Implantatbrüche auf. Die Kür des Topmodells unter den Prothesen jedenfalls dürfte noch auf sich warten lassen.

Unterdessen bleibt jedoch die Hauptfrage offen: Wann ist eine Prothese überhaupt nötig? Bis heute seien sich Ärzte uneins, wann man welchen Patienten operieren solle, räumt Günther ein. Tatsächlich variieren die Eingriffsraten stark von Land zu Land. So werden in Deutschland, Frankreich oder der Schweiz etwa doppelt so häufig Ersatzhüften eingepflanzt wie in Ungarn, Portugal, Japan oder den USA. Nur teilweise lässt sich das dadurch erklären, dass die Bevölkerungen in den verschiedenen Ländern unterschiedlich alt und die Gesundheitssysteme unterschiedlich gut sind. Vielmehr scheinen auch gesellschaftlich geprägte Bilder und Erwartungen eine Rolle dabei zu spielen, ob ein Kunstgelenk als sinnvoll und wünschenswert gilt oder nicht. Was spricht dafür, mit einer Prothese zu leben?

Mag sein, Marianne Minkenberg wird nie ein Kunstknie brauchen. Andere der Aquajogger haben eine Gelenkoperation bereits hinter sich. Doch im Einzelfall lässt sich schwer vorhersagen, ob – und wann – ein Eingriff notwendig ist. Frau Minkenberg hofft jedenfalls, dass er ihr erspart bleibt.

Ohnehin wehren sich manche Betroffenen vehement gegen die Vorstellung, dass Arthrose unaufhaltsam in ein langes Leiden mit der Operation am Ende führen müsse. »Es kommen Patienten zu uns, die eine bereits geplante Gelenkoperation wieder absagen, weil sie nach ein paar Wochen merken, dass es ihnen besser geht«, berichtet Eckhard Fisseler, der im hessischen Felsberg eine Arthrose-Selbsthilfegruppe gegründet hat. Der 69-Jährige sagt von sich, dass er vor 20 Jahren wegen Arthroseschmerzen in Hüfte und Knie kaum noch laufen und nachts nicht mehr schlafen konnte. Durch eine fleischfreie Ernährung mit viel Obst und Gemüse sei er jedoch seit vielen Jahren beschwerdefrei. Doch obgleich viele Betroffene berichten, dass sich Gelenkbeschwerden beispielsweise auch durch Fastentage lindern lassen, fehlen für eine Arthrosediät noch die wissenschaftlichen Belege.

Gleichwohl scheint sich das Verständnis der Arthrose auch unter Forschern zu wandeln – das alte mechanistische Bild ist passé. So ist zwar unbestritten, dass mechanische Einflüsse wie Hüftgelenkfehlstellungen oder selbst X-Beine zu einem Verschleiß des Gelenkknorpels führen. Doch auf molekularer Ebene wird der Krankheitsprozess wahrscheinlich durch zahlreiche Signalstoffe wie Interleukine oder den Tumornekrosefaktor-alpha gesteuert, die man seit langem von unterschiedlichen Entzündungsvorgängen im Körper her kennt. Manche Mediziner erproben bereits einen Hemmstoff des Interleukin-1, der sich ins Gelenk spritzen lässt.

Erst vor kurzem indes haben der britische Sozialmediziner Paul Dieppe und der schwedische Arthrosespezialist Stefan Lohmander im Fachblatt Lancet argumentiert, dass das Krankheitskonzept noch einmal gehörig erweitert werden müsse. Denn bis heute sei überraschend unklar, wie der Arthroseschmerz eigentlich entsteht. Bekannt ist das Paradox, dass mitunter ein Gelenk auf einer Röntgenaufnahme verheerend aussieht – aber keine oder wenige Beschwerden verursacht. Auch weiß man, dass sich zwar in der Gelenkhaut und im Knochen Nerven finden, nicht jedoch im Knorpel, weshalb geschädigter Gelenkknorpel höchstens indirekt Schmerzen verursachen kann.

Verstehen lasse sich die Arthrose daher auch nicht durch einen anatomischen Gelenkbefund, betonen Dieppe und Lohmander. Entscheidend sei vielmehr ein Zusammenspiel von Entzündungsvorgängen im Gelenk, der Schmerzverarbeitung im Nervensystem sowie den psychischen und sozialen Einflussgrößen im Leben des Patienten. Weithin akzeptiert ist, dass das Schmerzerleben stark von subjektiven Faktoren abhängt. Und starke anhaltende Schmerzen könnten ihrerseits durch Freisetzung von Signalstoffen eine Gelenkentzündung weiter verstärken, vermuten die beiden Wissenschaftler. Nach ihrem Modell wäre leicht verständlich, dass beispielsweise eine berufliche Krise den Ausschlag geben kann, ob ein Gelenkschaden stärker oder schwächer erlebt, eine Operation mehr oder weniger gewünscht wird. Ohne den jeweiligen Lebenszusammenhang, so die Forscher, erschließe sich die Krankheit nicht.

Christian hat noch mal das Sagen: »Oberkörper gerade halten, Bauchmuskeln aktivieren!« Die Aquajogger sind inzwischen im tiefen Becken, rudern aufrecht im Wasser mit Armen und Beinen, Frau Minkenberg, das Ehepaar Möhring, Frau Gutzke. Alle sind sie seit sechs oder sieben Jahren dabei, und natürlich kommen sie auch, weil sie sich kennen.

Nicht trotz – vielmehr wegen der chronischen Beschwerden bilden sich neue soziale Netze. Eine letzte Runde noch. Dann gehen die Jogger an Land.

STATISTIK

Knie und Hüfte

Einer von zehn Menschen in den industrialisierten Ländern hat erhebliche Probleme mit beschädigten oder entzündeten Gelenken. Besonders oft schmerzen die Knie und die Hüften.

Knieprobleme gelten als Leiden jüngerer Menschen, die exzessiv Sport treiben. Und tatsächlich werden bei den jährlich rund anderthalb Millionen Sportunfällen in Deutschland oft die Knie lädiert. Mal wird der Meniskus in Mitleidenschaft gezogen, mal reißen Bänder oder Sehnen.

Nicht immer ist eine übergroße Krafteinwirkung schuld. Zu den Ursachen zählen auch mangelndes Training oder Dauerbelastung, die zu Ermüdungsbrüchen führt. Wird eine Läsion verschleppt oder unsachgemäß therapiert, kann aus der Sportverletzung ein dauerhafter Schaden, eine Arthrose, entstehen. Das Gelenk kann dann nicht mehr ohne Schmerzen belastet werden.

Knieprobleme sind aber keine Domäne junger Sportler. Für Knie und Hüften gilt: Die Häufigkeit der Arthrose nimmt mit dem Alter erheblich zu. Besonders häufig sind Frauen von diesem Gelenkschaden betroffen.

Pro Jahr implantieren Orthopäden rund 100 000 Hüftprothesen, diese Zahl ist nahezu konstant. Die Anzahl implantierter Knieprothesen dagegen stieg von 2003 bis 2004 um über ein Fünftel auf 110 000. Zum Teil ist diese Zunahme auf eine aggressivere Vermarktung der Knie-Ersatzteile zurückzuführen.

Vor den schmerzhaften Verschleißerscheinungen in den Gelenken kann stetige, moderate Belastung schützen. Regelmäßiger Sport in jungen Jahren beugt auch der Osteoporose im Alter vor, die mitunter zu Hüftgelenkbrüchen führt.

Inkontinenz

Der quälende Drang

Wer an Inkontinenz leidet, redet ungern über seine Krankheit. Mit Zellinjektionen und Beckenbodentraining lässt sich das Problem jedoch in vielen Fällen lösen.   Von Cornelia Stolze

Die Deutschen, so könnte man glauben, sind ein aufgeklärtes Volk. »Über Sex und Empfängnisverhütung«, sagt der Gynäkologe Sven Hundertmark vom Allgemeinen Krankenhaus Altona in Hamburg, »weiß heute schon jedes Schulkind bestens Bescheid«. Beim Thema Blasenschwäche aber, das erlebt der Mediziner in seiner Klinik immer wieder, bleiben selbst gestandenen Familienvätern und mehrfachen Müttern die Worte im Halse stecken.

Rund fünf Millionen Menschen in Deutschland leiden an einer Störung, durch die sie immer wieder unfreiwillig Urin verlieren oder plötzlich starken Harndrang verspüren. Doch kaum einer von ihnen spricht darüber. »Nur knapp drei von zehn betroffenen Frauen gehen wegen ihrer Harninkontinenz zum Arzt«, sagt Hundertmark, »bei Männern ist der Anteil eher noch geringer.«

Dabei kann Blasenschwäche den Alltag zur Hölle machen. Ob beim Sport, im Theater, beim Kundengespräch im Job oder beim Geschlechtsverkehr – immer und überall droht plötzlich ein Schwall von Urin auszulaufen und unangenehme Flecken zu hinterlassen. Schon drei, vier Milliliter reichen aus, dass jeder das Malheur auf der Hose oder auf dem Rock sehen kann. Und riechen. Denn schon nach kurzer Zeit beginnt Urin zu oxidieren. Aus der sterilen Flüssigkeit, sagt ein Betroffener, »wird dann eine stinkende Brühe«. Gründe genug für viele Inkontinente, Unternehmungen und Treffen mit Freunden immer mehr ein-

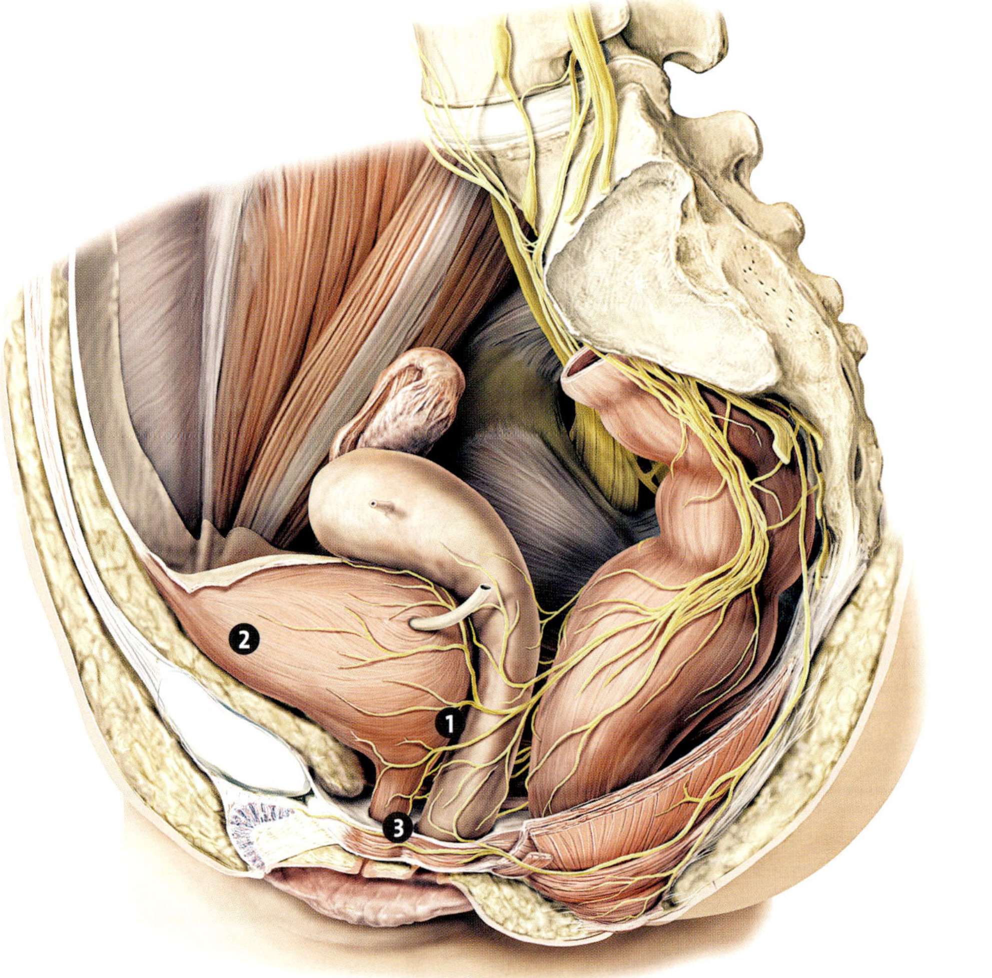

1
2
3

zuschränken und sich bald nur noch in den eigenen vier Wänden zu verkriechen.

Schon Husten und Treppensteigen werden im Alltag zum Problem

Statt kompetenten Rat zu suchen, behilft man sich mit provisorischen Mitteln. Frauen, die die Wechseljahre längst hinter sich haben, greifen wieder zu Damenbinden, obwohl diese den Uringeruch nicht neutralisieren können. Männer schicken ihre Frauen vor oder erzählen dem Apotheker von der Schwiegermutter, für die sie spezielle Inkontinenzvorlagen besorgen müssen. Andere kaufen sich Babywindeln oder legen sich einfach ein paar Lappen in die Hose – in der Hoffnung, dass das schon reichen wird.

Was viele der Inkontinenzpatienten nicht wissen: Mit ihrem Schweigen machen sie sich das Leben nicht nur unnötig schwer. Durch falsche Schonung oder ständiges Zur-Toilette-Gehen setzen sie auch einen Teufelskreis aus Leiden und Verschlimmerung in Gang. »Wenn man sich dagegen frühzeitig mit dem Problem auseinander setzt, ist Harninkontinenz fast immer vermeidbar«, sagt der Vorsitzende der Deutschen Kontinenz-Gesellschaft Klaus-Peter Jünemann.

◀ Bei Inkontinenz ist entweder die Nervenversorgung (❶) oder die Blasenmuskulatur selbst (❷) gestört, oder der Ringmuskel (❸) am Austrittspunkt der Harnröhre schließt nicht mehr ganz. Normalerweise stützen die Muskeln des Beckenbodens die Harnröhre (❹) und pressen die Öffnung zu.
Ist die Muskulatur geschwächt, kann der Schließmuskel allein dem Druck aus dem Bauchraum nicht mehr standhalten; Urin tritt aus. Bei der Drang-Inkontinenz reagieren die Dehnungsfühler in der Blasenmuskulatur zu empfindlich (❺) – zum Beispiel wegen einer Entzündung. Deshalb meldet sich die Blase schon bei 50 Milliliter Inhalt.
Normalerweise hält sie problemlos 400 Milliliter aus.

Inzwischen stehen Ärzten nämlich zahlreiche Therapien zur Verfügung, mit denen sich Blasenschwäche sowohl schonend als auch meist ohne großen Aufwand behandeln lässt. »Patienten sollten daher nicht gleich am Anfang zu Vorlagen oder Windeln greifen, sondern erst dann, wenn alle anderen Möglichkeiten ausgeschöpft sind«, sagt Hundertmark.

Maßgebend für den Erfolg der Behandlung ist eine gründliche Diagnose durch einen Gynäkologen oder Urologen mit großer Erfahrung auf diesem Gebiet. Experten unterscheiden bis zu acht verschiedene Formen der Inkontinenz, je nachdem, ob der Schließmuskel am Austritt der Harnröhre aus der Blase, die Blasenmuskulatur selbst oder aber die Nervenversorgung der Blase gestört sind.

Eine der zwei häufigsten Formen ist die Belastungsinkontinenz, früher auch Stressinkontinenz genannt. Sie betrifft vorwiegend das weibliche Geschlecht. Etwa die Hälfte der Frauen, die unfreiwillig Harn verlieren, leiden unter einer Belastungsinkontinenz: Schon normales Husten, Niesen, Lachen oder Treppensteigen können dazu führen, dass plötzlich Urin abgeht. In besonders schweren Fällen kann das sogar schon beim Umdrehen im Bett passieren.

Für einen gesunden Schließmuskel sind derlei Belastungen kein Problem. Denn normalerweise gibt die Beckenbodenmuskulatur, die wie ein umgedrehter Regenschirm zwischen den Beckenknochen aufgespannt ist, der Blase und den anderen Organen des unteren Bauchraums genügend Halt. Ist der Beckenboden jedoch infolge der Geburt eines Kindes, durch Operationen, Gewebeschwäche, Hormonumstellungen oder aufgrund von Übergewicht geschwächt, kann er dem Druck zu wenig entgegensetzen.

Ein schwacher Beckenboden ist allerdings kein Schicksal. »Mit den richtigen Strategien lassen sich die Beschwerden bei mehr als 90 Prozent der betroffenen Frauen vollkommen beheben«, sagt Sven Hundertmark. In den vergangenen Jahren ist unter Gynäkologen und Urologen die so genannte TVT-Methode regelrecht in Mode geraten. Bei dem Verfahren setzt der Arzt ein elastisches Band in den Unterleib ein, das die Harnröhre fixiert. »Doch nach der ersten Euphorie weiß man inzwischen, dass der Effekt oft nur wenige Jahre anhält und etliche Komplikationen auftreten können«, sagt der Urologe Florian May vom Klinikum Rechts der Isar in München.

In den meisten Fällen geht es auch ganz ohne Operation. Als eines der effektivsten Mittel hat sich bei vielen Frauen und Männern ein gezieltes, regelmäßiges Beckenbodentraining erwiesen –am besten unter Anleitung von speziell ausgebildeten Physiotherapeuten.

Eigentlich kann jeder Mensch seinen Beckenboden fühlen, wenn er beim Wasserlassen den Urinstrahl unterbricht. Wie die Erfahrung aber zeigt, ist diese Muskelpartie vielen Betroffenen so fremd, dass sie gar nicht wissen, was sie denn nun genau anspannen sollen. Eine exzellente Unterstützung, sagt Hundertmark, ist in solchen Fällen das Biofeedback. Eine kleine Sonde in der Scheide oder im Enddarm misst dabei elektronisch die Muskelkraft des Beckenbodens, leitet das Signal an einen Computer weiter und macht die körpereigenen Ströme auf einem Monitor sichtbar. Der Patient erfährt so, ob er beim Üben die richtigen Muskeln trainiert und wie stark die Anspannung ist.

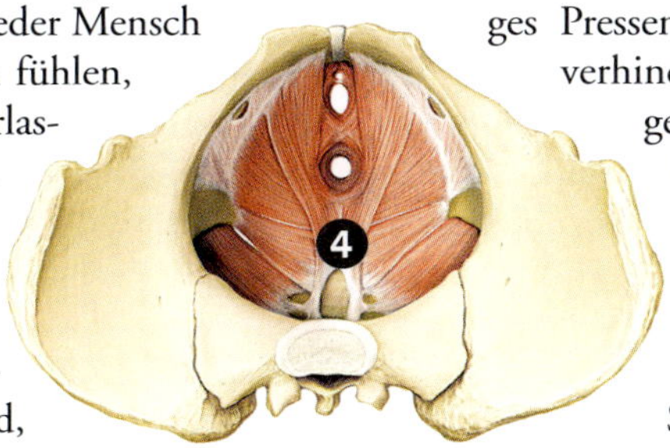

Normalerweise stützen die Muskeln des Beckenbodens die Harnröhre.

»Oft sind es auch ganz simple Dinge, die schon Abhilfe schaffen«, betont die Hamburger Gynäkologin Cornelia Windscheid. Eine deutliche Gewichtsreduktion etwa, wenn überflüssige Pfunde zu sehr auf dem Beckenboden lasten. Ballaststoffreiche Ernährung, um heftiges Pressen beim Stuhlgang zu verhindern. Und regelmäßige Bewegung, um die Durchblutung und die Organversorgung insgesamt in Schwung zu halten. Sportarten wie Spazierengehen oder Radfahren sind dafür besonders geeignet, weil sie keinen großen Druck auf Bauch und Beckenboden ausüben.

Reicht das Training allein nicht aus, können Frauen auch zusätzlich ein Pessar verwenden. Mit dem meist würfelförmigen Fremdkörper, den die Frau selbst in die Scheide einführt, kann sie die Harnröhre nach oben und vorn stützen. In jedem Fall aber müssen Menschen mit Harninkontinenz darauf achten, dass sie genug trinken. Aus Angst, bald schon wieder in Bedrängnis zu geraten, machen jedoch viele von ihnen genau das Falsche: Sie trinken immer weniger und gehen ständig »vorsorglich« auf die Toilette. Auf diese Weise fördern sie nicht nur eine Darmverstopfung«, sagt Hundertmark. »Wer ein paar Jahre alle naselang Urin ablässt, trainiert seine Blase auch regelrecht klein.« Statt der 300 bis 400 Milliliter, die sich bei einem Gesunden in drei bis vier Stunden bis zum nächsten Gang auf die Toilette ohne Beschwerden in der Blase sammeln können, toleriert ein fehlkonditioniertes Organ nur noch rund 200 Milliliter Urin.

Sensoren in der Blasenwand senden falsche Signale ans Gehirn

So gesellt sich zu der Belastungsinkontinenz mit der Zeit bei einigen Betroffenen auch noch eine Dranginkontinenz. Typisches Kennzeichen dieser Form von Blasenschwäche sind Attacken von plötzlichem Harndrang, der so stark ist, dass die Betroffenen die Toilette meist nicht mehr rechtzeitig erreichen. Grund dafür ist ein Fehler in der Steuerung der Blase. Obwohl sie vielleicht gerade kurz zuvor entleert wurde, melden Dehnungsfühler in der Blasenwand fälschlicherweise an die Steuerzentren in Gehirn und Rückenmark: »Die Blase ist gefüllt.« Die Muskulatur der Blasenwand beginnt sich daraufhin zusammenzuziehen, bis sich der Drang zum Wasserlassen nicht mehr beherrschen lässt.

Es gibt noch viele andere Ursachen für eine Dranginkontinenz. Vor kurzem geriet zum Beispiel die ohnehin umstrittene Hormonersatztherapie in den Wechseljahren unter Verdacht. Die kalifornische Gynäkologin Jody Steinauer fand heraus, dass die Dranginkontinenz bereits wenige Monate nach der ersten Einnahme bestimmter Hormonpräparate zu 50 Prozent häufiger auftrat. Steinauer empfahl, Frauen auf dieses Risiko hinzuweisen. Bei Männern kann eine Vergrößerung der Prostata ebenso zur Inkontinenz führen wie wiederholte Blasenentzündungen, ein Steinleiden oder aber antidepressiv wirkende Medikamente, weil diese häufig auch die Muskulatur der Blase beeinflussen. In der Tat sind es hauptsächlich Männer, die von dieser Form der Inkontinenz betroffen sind. Und um erfolgreich therapieren zu können, ist es sehr wichtig, zunächst die Grunderkrankung zu behandeln.

Darüber hinaus können Patienten selbst viel dazu beitragen, ihr Leiden in den Griff zu bekommen. Als eine der erfolgreichsten Strategien hat sich ein gezieltes Toilettentraining erwiesen. Nach einem genauen Zeitplan und in Absprache mit dem Arzt gewöhnt der Betroffene die Blasenmuskulatur daran, sich nur noch zu bestimmten Tageszeiten zu entleeren und den Drang zwischen diesen Zeiten zu »vergessen«. Tatsächlich gelingt es vielen Inkontinenten damit, nach und nach die Harndranganfälle zu reduzieren und die Abstände zwischen den Toilettenbesuchen allmählich zu vergrößern.

Je nach Diagnose sind manchmal aber auch zusätzlich Medikamente nötig. Seit einigen Jahren sind mehrere Präparate auf dem Markt, die die Reizweiterleitung von Nerven in der Blasenwand dämpfen und so sehr wirksam verhindern, dass sie sich frühzeitig zusammenzieht. Bei immerhin 80 bis 90 Prozent der Patienten mit Dranginkontinenz führt das Blasentraining allein oder in Kombination mit Medikamenten zum Erfolg.

Auf ähnliche Quoten hoffen auch die Pharmafirmen Lilly und Boehringer Ingelheim. Als Erste haben sie im vergangenen Herbst ein Präparat gegen die Belastungsinkontinenz auf den Markt gebracht. Der Wirkstoff greift in die neuronale Steuerung des Muskels ein, der die Blase am Übergang zur Harnröhre

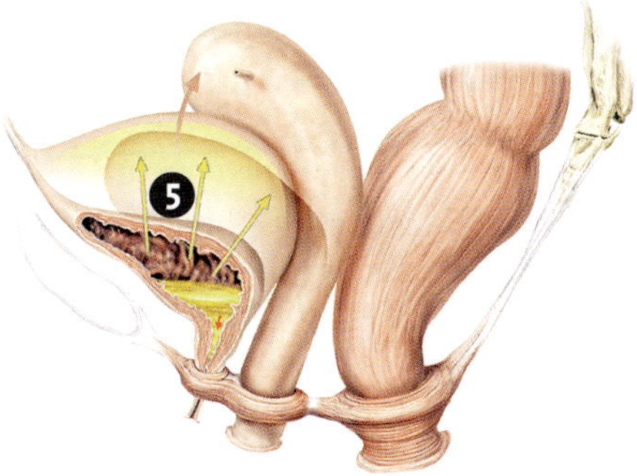

Die Dehnungsfühler in der Blasenmuskulatur reagieren zu empfindlich.

verschließt und von Medizinern Rhabdosphinkter genannt wird.

Wie gut sich das Mittel in der Therapie behaupten wird, ist offen. Zwar dürfte die Anzahl der potenziellen Abnehmer mit dem steigenden Altersdurchschnitt der Bevölkerung weiter wachsen. Doch wie alle Arzneien gegen Dranginkontinenz kann auch die neue Lilly-Pille Nebenwirkungen haben: Übelkeit, trockener Mund, Müdigkeit, Schlaflosigkeit und Obstipation. Zudem können viele

Patienten, die das Mittel nehmen, nach wie vor nicht ganz auf Inkontinenzvorlagen verzichten.

Größere Hoffnungen setzen Experten auf eine neue Zelltherapie, die der Urologe Hannes Strasser und der Radiologe Ferdinand Frauscher von der Universitätsklinik Innsbruck inzwischen bei mehr als 130 Patienten mit erstaunlichem Erfolg erprobt haben. Dafür entnehmen die Ärzte den Patienten unter lokaler Betäubung ein kleines Stückchen Muskelgewebe aus dem Oberarm. Im Labor werden die darin enthaltenen Muskel- und Bindegewebszellen isoliert und um ein Vielfaches vermehrt.

Vier bis sechs Wochen später sind die Zellen bereit für den Rücktransfer: Mit einem 18 Zentimeter langen Injektionsgerät, in dem eine speziell für diesen Zweck konstruierte Ultraschallsonde steckt, werden sie nun millimetergenau und kreisförmig in den Rhabdosphinkter gespritzt. Dort sollen die Zellen den Muskel, der die Blase an ihrem Übergang zur Harnröhre normalerweise wie ein Ring verschließt, in den folgenden Wochen rekonstruieren.

Schon nach wenigen Minuten ist der Eingriff beendet – die Patienten wachen aus der Narkose auf. Von nun an heißt es für sie erst einmal: üben. Unter Anleitung eines Arztes lernen sie ihren Rhabdosphinkter zu trainieren. Zudem erhalten sie eine Elektrostimulationsbehandlung, die das Anwachsen der Zellen in den ersten drei bis vier Wochen unterstützen soll.

Zwar eignet sich die Therapie – wie alle anderen bisher verfügbaren Operationstechniken – nicht für jeden Patienten. Bei deutlichen Vernarbungen der Harnröhre nach radikaler Prostataentfernung etwa oder aber bei einer starken Senkung der Blase sind die Erfolgschancen gering.

Für den Heilerfolg spielt das Alter der Patienten kaum eine Rolle

Bei richtiger Anwendung kann sich der Erfolg jedoch sehen lassen. »Etwa 85 Prozent unserer Patienten sind nach unserer Definition geheilt. Seither nämlich können sie ganz auf Inkontinenzvorlagen verzichten«, sagt Strasser. Komplikationen oder Nebenwirkungen, versichert der Urologe, habe man bisher bei keinem der Behandelten beobachtet. Auch das Alter spiele kaum eine Rolle. »Die älteste Patientin, die wir behandelt haben, war 85 – und ruft heute noch alle paar Monate an, um zu berichten, wie zufrieden sie ist.«

Die Arbeit der Innsbrucker Forscher hat in den vergangenen Jahren nicht nur weltweit unter Experten für Furore gesorgt. Inzwischen findet Strassers Konzept auch die ersten Nachahmer. Urologen vom Münchner Klinikum Rechts der Isar haben sich bei dem Innsbrucker Mediziner in die Kunst der Zellinjektion einweisen lassen und eine Kooperation mit dem Labor gegründet, in dem die Zellen gezüchtet werden. Seither steht das Telefon in der Münchner Klinik kaum noch still.

STATISTIK

Inkontinenz und Impotenz

Blasenschwäche und Impotenz spielen sich beide unter der Gürtellinie ab – und doch wird meist nur über die Impotenz offen gesprochen. Solange es noch keine überzeugende Therapie gab, war auch die Erektionsschwäche ein Tabuthema. Mit der Zulassung von Viagra, der ersten Tablette gegen die Impotenz, änderte sich 1998 die Gesprächsgrundlage.

Inzwischen redet selbst der Gründer des »Playboys«, Hugh Hefner, locker über seine Impotenz. Die Ursachen für die Erektionsschwäche sind vielfältig: Stress, die operative Therapie des Prostatakrebses oder Diabetes sind mögliche Gründe. Die Störung kann aber auch das erste Zeichen einer Arteriosklerose sein. Eine Abklärung ist deshalb angeraten. Wie viele Männer aber wirklich eine therapiebedürftige erektile Dysfunktion haben, ist umstritten. In einer Studie mit 4500 Männern gaben zwei Prozent der jüngeren Befragten zwischen 30 und 40 und 34 Prozent der älteren Männer zwischen 60 und 70 an, sie hätten Erektionsstörungen. Aber nur jeder dritte Betroffene verspürte so viel Leidensdruck, dass er sich behandeln lassen wollte.

Auch die Harnblasenschwäche, die Harninkontinenz, kann den Spaß am Sex erheblich beeinträchtigen. Doch obwohl sich die pharmazeutische Industrie nach Kräften bemüht, fehlt für dieses Problem der entscheidende Therapie-Durchbruch in Pillenform. Schätzungsweise fünf Millionen Menschen leiden in Deutschland an Inkontinenz. Etwa zwei Drittel von ihnen sind Frauen – vor allem ältere über 45. Etwa die Hälfte der Betroffenen ist älter als 60 Jahre, von den über 80-Jährigen leidet ein Drittel an Inkontinenz. Mehr als 50 Prozent aller Heimbewohner leiden unter unwillkürlichem Urinverlust oder Stuhlabgang. Allein die ambulante Pflege, Versorgung und Behandlung Inkontinenter kostet die gesetzlichen Kranken- und Pflegeversicherungen in Deutschland mehr als eine Milliarde Euro pro Jahr. Hinzu kommen Mehrkosten für die Versorgung Inkontinenter in Pflegeheimen.

Bis 2040, so schätzen Experten, wird die Zahl der Inkontinenten um mehr als 800 000 Menschen steigen. Auch der Anteil von Männern mit Inkontinenz nimmt stetig zu. Gründe für eine tröpfelnde Blase beim Mann können eine vergrößerte Prostata, Prostata-Operationen, Nervenschädigungen oder Medikamente wie zum Beispiel blutdrucksenkende Mittel sein. Neben der Therapie der auslösenden Erkrankung können auch Kollagen-Spritzen in den Schließmuskel helfen.

Wie eng das Thema Inkontinenz auch bei älteren Männern mit Sex verbunden ist, zeigte vor kurzem eine Studie, die belegt, dass Inkontinente häufiger impotent sind als Männer mit funktionierendem Blasenverschluss. Und auch Viagra kommt zu neuen Ehren. Kürzlich wurde das Mittel erfolgreich gegen Inkontinenz bei einer gutartigen Prostatavergrößerung getestet.

Schwerhörigkeit

Wenn die Welt verstummt

Hörgeräte werden immer besser. Sie unterdrücken Störgeräusche und orten Schallquellen. Nur wenige Kranke nutzen den technischen Fortschritt. Lieber leugnen sie ihr Problem. Denn Hörschwächen gelten als Zeichen von Vergreisung. Von Harro Albrecht

Jürgen Kießling brach der Schweiß aus, als er Ende Oktober auf einer Hörgeräte-Konferenz in Manchester am Rednerpult stand. Der Chef der Audiologie an der Universitätsklinik Gießen hatte gerade seinen Vortrag beendet, da erhob sich jemand in der letzten Reihe und stellte eine Frage – ohne Mikrofon, auf Englisch. »Mein Gott«, dachte der Fachmann fürs Hören, »das hast du jetzt nicht verstanden.« Kießling trägt selbst ein Hörgerät, das wussten die meisten im Raum. Die Kollegen hätten Verständnis gehabt, wenn er nachgefragt hätte. Er aber versuchte lieber, mühsam den Sinn der an ihn gerichteten Worte zu erraten, und gab eine Antwort, die ungefähr dazu passte. Selbst einem Hörspezialisten kann es unangenehm sein, wenn er einem Gespräch nicht folgen kann.

Schwerhörigkeit ist mehr als das Nachlassen eines Sinnes. Die Ohren sind als Empfänger ein wichtiges Glied in der Kommunikationskette, sie stellen den Kontakt zu anderen Menschen her. Wenn diese Verbindung unterbrochen ist, hat das weit reichende Konsequenzen. Ohne akustische Reize lernen kleine Kinder nicht sprechen, und schwerhörige Erwachsene ziehen sich irgendwann aus der Gesellschaft zurück. Schätzungsweise 14 Millionen Deutsche leiden unter Schwerhörigkeit, doch nur ein knappes Fünftel von ihnen besitzt ein Hörgerät. Und viele, die eins besitzen, benutzen es nicht.

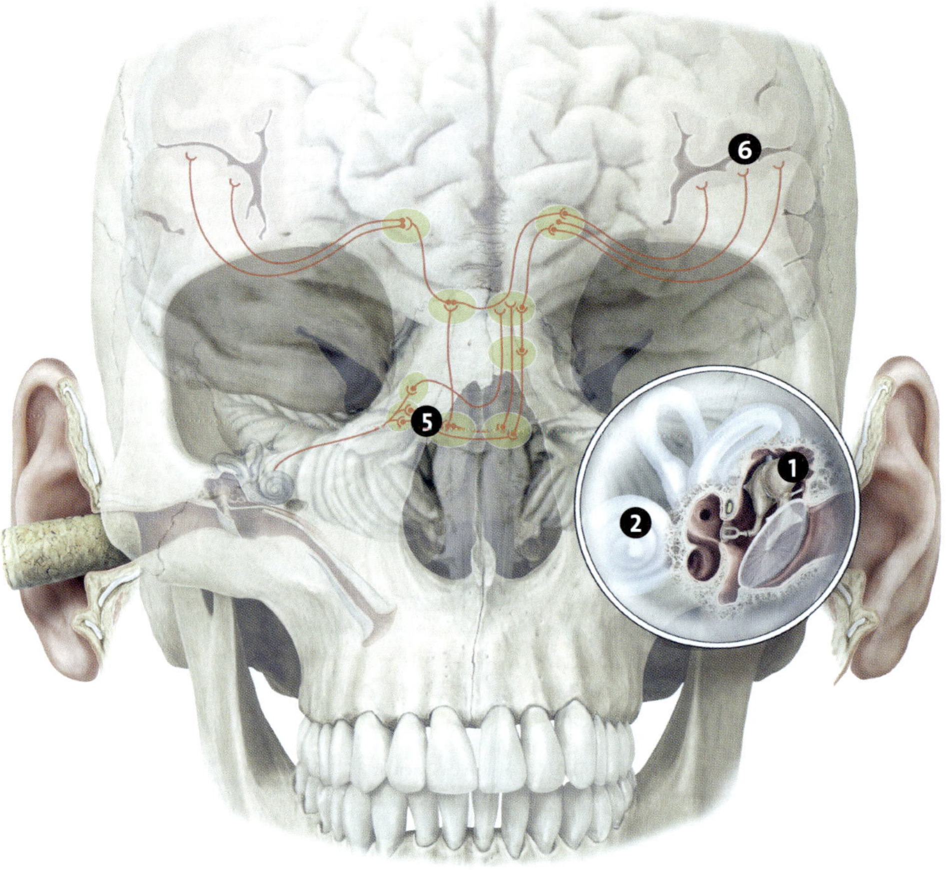
6
5
1
2

Warum diese Verweigerung? Schwerhörige werden von ihren Mitmenschen oft als »begriffsstutzig«, »doof« und vor allem als alt abgestempelt – und wollen gerade deshalb kein Hörgerät. Es käme einem Eingeständnis von Schwäche gleich. Hörhilfen stehen für einen Makel, anders als Sehhilfen. Brillenträger galten schon immer als besonders belesen, intellektuell. Brillen sind als Modeaccessoire akzeptiert, Hörgeräte nicht. Selbst winzige, unsichtbare Im-Ohr-Apparate oder poppige Schmucktechnik konnten die Akzeptanz der Hörprothesen nicht steigern. Das hat paradoxe Auswirkungen: Weil der Schwerhörige das Hörgerät ablehnt, verliert er den Gesprächsfaden, antwortet unpassend und gilt dann erst recht als senil.

Das Gebrechen ließe sich leicht beheben, finden zumindest viele Außenstehende. Schließlich bringt die Industrie immer neue High-Tech-Wunder auf den Markt. Doch oft ist die Technik selbst das Problem: Viele, die sich schließlich zum Kauf eines Hörgeräts durchringen, sind danach nicht zufrieden. High-Tech-Produzenten und Anwender scheinen sich nicht besonders gut zu verstehen. Hörgeräteakustiker könnten vermitteln, häufig sind sie jedoch keine große Hilfe, auch weil das Geld für intensive Betreuung fehlt.

◀ Wie zugekorkt fühlen sich viele Menschen mit einem Hörverlust. Normalerweise gelangt der Schall durch das Außenohr in das Mittelohr, wo er über die Gehörknöchelchen ❶ verstärkt und über das Trommelfell in das Innenohr ❷ übertragen wird.
Im Innenohr setzen die feinen Haarzellen ❸ den Schall in eine Erregung des Hörnervs ❹ um. In der zum Großhirn aufsteigenden zentralen Hörbahn ❺ wird die Nervenerregung vielfach vorverarbeitet (etwa die Schallquelle geortet und Lärm von Sprache getrennt).
Die Ergebnisse werden dann an den für das Hören verantwortlichen Großhirnbereich, den auditorischen Cortex ❻, weitergeleitet. Im Großhirn werden alle Hörinformationen zur Hörwahrnehmung zusammengefügt.

Bevor sich Ärzte und Techniker aber um Verständigung bemühen können, muss der Schwerhörige erst den Weg in die HNO-Praxis antreten. Das kann dauern. Auch der Hörspezialist Jürgen Kießling brauchte einige Zeit für sein Outing. Den Hörschaden hatte er als 20-Jähriger bei der Bundeswehr durch Schießübungen erlitten. Lange ahnte er nichts davon. Er dachte, er höre völlig normal. Mit 28 Jahren musste der angehende Audiologe dann erstaunt feststellen, dass sein Gehör bei weitem nicht so gut arbeitete, wie er geglaubt hatte. »Ich habe am Anfang etwas gebraucht, das zu akzeptieren«, sagt Kießling, »aber als Audiologe muss man ja mit gutem Beispiel vorangehen.«

Es dauerte noch ein paar Jahre, bis der Spezialist sich zwei Hörgeräte anpassen ließ, für jedes Ohr eines. Die einseitige Versorgung bringt wenig, weil das Hirn für die effiziente Interpretation des Gehörten die räumlichen Informationen von beiden Ohren braucht. In ruhiger Umgebung versteht Kießling jetzt alles. Situationen wie auf dem Kongress in England jedoch überfordern ihn.

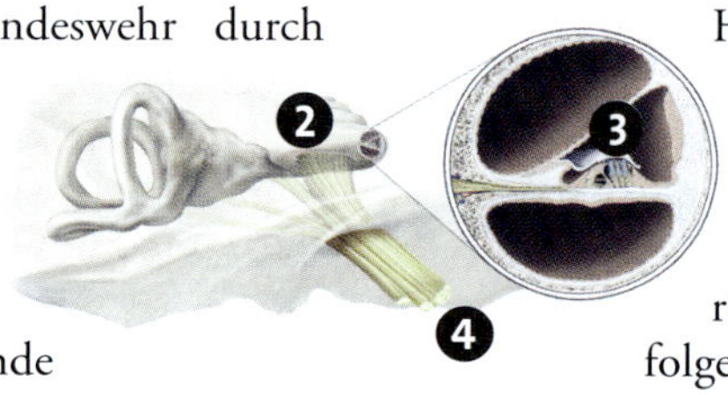

Schallübertragung im Ohr

Warum aber vergeht so viel Zeit, bis die Schwerhörigkeit überhaupt auffällt? Solange das Gehirn jung ist, kann es einen Hörschaden noch gut kompensieren, der Betroffene merkt nichts. Erst Mitte 40, Anfang 50, wenn die Flexibilität der Nervenzellen nachlässt, fällt vielen der Hörverlust auf. Spätestens wenn sie einem Gespräch auf einer Party mit starken Hintergrundgeräuschen nicht mehr folgen können, sollten sie den Arzt aufsuchen. Dort folgt heikle Aufklärungsarbeit. »Die meisten Menschen denken, die Hirnleistung lasse erst ab 70 nach«, sagt der Audiologe Kießling, »man muss die Zusammenhänge sehr vorsichtig formulieren. Sonst sagen die Leute nachher: ›Der hält mich für blöd.‹«

Nicht die Ohren, sondern die Nerven sind das große Problem. Über 80 Prozent aller älteren Hörgeschädigten können die akustischen Informationen nicht mehr richtig im Hirn verarbeiten; ihnen fällt die Ortung der Schallquelle schwer und damit das Verstehen. Sie hören nicht unbedingt weniger, sie hören anders. Sie nehmen Worte unklar oder verzerrt wahr, Sätze nur bruchstückhaft. Lautes Anschreien bringt nichts. Im Gegenteil. Zusätzliche Dezibel durch laute Stimmen oder klappernde Teller im Restaurant können Hörgeschädigten sogar wehtun. Reine technische Schallverstärkung ist nur akustischer Terror.

Die meisten Schwerhörigen sind um die 70 Jahre alt, wenn sie zum ersten Mal einen HNO-Arzt aufsuchen – dabei erkrankt die Mehrzahl im Alter um die 60 Jahre. Im Schnitt müssen die Nervenzellen zehn Jahre darben. Das Gehör braucht aber einen kontinuierlichen Strom an Reizen, sonst baut es unweigerlich ab, die Nervenzellen der Hörbahn verkümmern. Das Hirn nimmt zwar noch den Schall wahr, aber es fällt ihm immer schwerer, den Sinn daraus zu extrahieren. Damit ist es dann so sehr beschäftigt, dass es für das eigentliche Nachdenken und Erinnern des Gesagten immer weniger Kapazität zur Verfügung hat. Die kognitiven Fähigkeiten lassen nach, und einmal mehr zweifelt die Umwelt am Verstand des Hörgeschädigten. Nach ständigen Missverständnissen ziehen sich Schwerhörige zurück. Erst meiden sie größere Gruppen, später kommunizieren sie auch im eigenen Umfeld nur noch eingeschränkt. Selbstwertverlust, Angststörungen, soziale Isolierung, Vereinsamung bis hin zur Depression sind die Folge. Beispielsweise werden Paare mit einem hörgeschädigten Partner häufiger geschieden.

Am Abend sind Schwerhörige vom Zuhören völlig erschöpft

Oft schleppen Verwandte die Schwerhörigen zum HNO-Arzt, weil sie das ewige Nörgeln über Verständnisschwierigkeiten leid sind. Dann sitzen diese zum Beispiel bei dem Hamburger HNO-Arzt Nikolaus Töpfner auf dem Behandlungsstuhl. Der schaut in die Ohren, studiert die Linien des Audiogramms und überbringt den Patienten die Botschaft, wie es um ihre Hörminderung steht. Äußerst angestrengt sehen seine Patienten aus. Aufmerksam starrt die rüstige Rentnerin auf den HNO-Arzt und verfolgt, wie der seinen Mund für jede Silbe betont langsam formt.

Sie besitzt schon seit einem Jahr ein stärkeres Hörgerät, aber es hilft nicht viel. Rätselnd beobachtet auch eine Frau Ende 60 den Arzt, ihr Mann wiederholt geduldig jeden Satz von Töpfner. Eine junge Frau rutscht beunruhigt auf dem

Stuhl herum, weil sich ihr Ohr seit einem Hörsturz anfühlt wie mit Watte verstopft. »Am Ende eines Tages sind Schwerhörige fix und fertig«, sagt der Arzt hinterher, »ihr Gehirn leistet Schwerstarbeit.«

Vieles würde leichter fallen, wenn die Schwerhörigen früher eine Therapie angingen. »Der erste Schritt ist das Bekenntnis zur Hörminderung«, sagt Jürgen Kießling. Dass Schwerhörigkeit mit Alter zu tun hat, ist extrem fest in den Köpfen verankert. Die Gleichsetzung ist jedoch nur bedingt korrekt. Natürlich lässt die Flexibilität des Gehirns und des Gehörs mit der Zeit nach, aber der Hörverlust ist nicht einfach ein unausweichlicher Verschleiß. »Die Hörfähigkeit im Alter ist eher bestimmt von der Summe der kleinen Sünden, die man im Leben begangen hat«, sagt Jürgen Kießling. Lärm kann das komplexe System stören, aber auch Medikamente, Infektionen und vieles anderes mehr.

Auch die Ernährung könnte eine Rolle spielen. Mitglieder des südsudanesischen Volks Mabaan zum Beispiel haben weltweit die feinsten Ohren, auch noch im hohen Alter. »Mabaans hören mit 80 so wie in Europa 50-Jährige«, sagt Hasso von Wedel, Audiologe an der Universität Köln, »umgekehrt hören die Menschen in Ostfinnland mit 50 so schlecht wie viele 80-Jährige hier in Deutschland.« Eine Theorie besagt, dass die karge vegetarische Kost die südsudanesischen Ohren besser schützt als zum Beispiel die finnische Weihnachtsspeise Laskiaispullat, fette Hefeteiggebäckstücke mit Marzipan-Sahne-Marmelade-Füllung.

Aber warum gehen im Lauf des Lebens viele der 15 000 Haarzellen verloren, die im Innenohr die Schallwellen in elektrische Impulse umwandeln und zur Hörbahn ins zentrale Nervensystem senden? Warum verschwinden in jedem Lebensjahrzehnt 2100 der 35 000 Hörneuronen, mit denen der Mensch auf die Welt kommt? Warum lösen sich die Nervenscheiden auf, lassen die Synapsen und Nervenzellen im Hirn nach? So richtig verstehen das auch die Experten noch nicht. Obwohl das Problem der Schwerhörigkeit so alt ist wie die Menschheit, fand erst im letzten Jahr der erste Weltkongress zur Hörminderung im Alter statt. Gesichert ist allein, dass auch genetische Komponenten einen Einfluss haben.

Die Industrie ersinnt unterdessen im Kampf gegen die Schallmauer im Kopf immer neue Finessen. Seit zehn Jahren löst Digitaltechnik die grobe analoge Elektronik ab. Inzwischen unterteilen Mikroprozessoren mit zehn Millionen Transistoren die Schallsignale in 16 Frequenzbänder. In jedem einzelnen Band wird der Schall verstärkt und dabei werden gleichzeitig Stör- und Windgeräusche unterdrückt. In jedem Ohr horchen drei Mikrofone in die Umwelt und orten die Schallquellen, Richtmikrofone stellen sich automatisch auf die Gesprächspartner ein. Im neuesten Siemens-Produkt sind beide Hörgeräte über Funk gekoppelt und gleichen automatisch ihre Einstellungen ab.

Maßgefertigte Hörgeräte wachsen aus einer Kunststofflösung

Mit immensem Aufwand fertigt der Weltmarktführer individuelle Im-Ohr-Geräte. In der Siemens-Niederlassung in Erlangen treffen täglich Hunderte von blauen und grünen Abdrücken von Gehörgängen aus ganz Deutschland ein. Die Gummimodelle sind Vorlagen für die maßgefertigten High-Tech-Apparate. Techniker stecken sie in schuhschachtelgroße Geräte, die in wenigen Minuten millimetergenau jede Windung und jeden Wulst digital abtasten. Die dreidimensionalen Abbilder erscheinen auf den Monitoren der Modellierer, die mit der Computermaus flink die Überstände abschneiden. Dann verlegen sie im virtuellen Ohrstück einen kleinen Lüftungskanal und prüfen, ob die Elektronikplatine hinterher in das am Rechner getunte Kunststoffgehäuse passt.

Eine schrankgroße Maschine in einem separaten Raum empfängt die fertigen Datensätze. Dort strahlt jede Nacht ein starker Laser in eine milchige Kunststofflösung und härtet sie Schicht für Schicht aus; so lange, bis sich einhundert passgenaue Ohrstücke materialisiert haben. Die Bauteile werden mit Steinchen zusammen gebadet; das glättet die Oberfläche. Nichts ist für Hörgeräteträger quälender als drückende Rillen und Riefen im schwitzenden Gehörgang. Schließlich pflanzen Techniker noch die Elektronik in die Maßgehäuse und unterziehen das Ganze einem akustischen und elektronischen Härtetest.

Doch trotz aller Akkuratesse sind nur 20 Prozent der Betroffenen mit ihrer Hörhilfe zufrieden. Schätzungsweise die Hälfte der Geräte verschwindet ungeliebt in der Nachttischschublade. Wie gut ein Patient mit seiner Hörhilfe zurechtkommt, entscheidet sich häufig beim Hörgeräteakustiker. Dort muss oft eine falsche Erwartung korrigiert und die Anpassung der Elektronik mit Fingerspitzengefühl betrieben werden. Ein Hörgerät darf nicht wie eine Brille nur bei Bedarf getragen werden, sondern sollte den größten Teil des Tages die Ohrnerven beschallen. Denn ein untrainiertes Ohr muss behutsam wieder an den Schall gewöhnt werden. Der Betroffene, zuvor jahrelang in Watte gepackt, ist meist überwältigt von den Geräuschen, die plötzlich auf ihn einrieseln. »Das Rascheln der Zeitung ertragen viele dann nicht mehr«, sagt Jörg Rehkopf, Chefaudiologe bei Siemens. Er plädiert dafür, dass Hörgeräte allmählich und nicht sofort »scharf« gestellt würden. Viele Hörgeräteakustiker aber lehnen solche Ratschläge als Einmischung in die inneren Angelegenheiten strikt ab.

Ohne Audiotherapie sind viele Patienten überfordert

Die Hörgeräteakustik, einst ein Goldgruben-Business, ist unter Druck. Die Krankenkassen zahlen nur noch rund 800 Euro Festbetrag. Viele Spezialisten lassen sich deshalb nicht mehr genug Zeit bei der Anpassung. Die Folge: Viele Anwender verlieren die Lust am neuen Gerät. Der ideale Einstieg in den Klub der Hörgeräteträger wäre ein Hörtraining oder eine Audiotherapie. Dort lernen Patienten wieder den feinen Unterschied von »Haus« und »Haut« und üben, das Rauschen eines Regengusses vom Rauschen der Klospülung zu unterscheiden. Aber die Audiotherapie zahlen die Krankenkassen nur denen, die sich eine aufwändige, 40 000 Euro teure Cochlea-Prothese implantieren lassen. Dabei wird ein feiner Draht in das Innenohr eingeführt. Bis zu 22 Elektroden ersetzen die Funktion der verloren gegangenen Zellen in der Hörschnecke und stimulieren den Hörnerv direkt. Diese Patienten müssen das Hören völlig neu lernen. Vielen Erwachsenen fällt dies schwer; der Erfolg ist ungewiss.

Nicht gerade hilfreich für schwerhörige Patienten sind die Verständigungsschwierigkeiten zwischen Medizinern und Technikern. »Die Hörgeräteindustrie berücksichtigt nicht genug, dass bei Hörminderung im Alter meist die Verarbeitung im Hirn betroffen ist«, sagt Gerhard Hesse von der Tinnitus-Klinik Arolsen. Hörgeräte für alte, zentral-hörgeschädigte Menschen müssten eine maximale Störgeräusch-Unterdrückung bieten. »Eine Forderung, die die Industrie meiner Ansicht nach nicht erfüllt«, sagt Hesse, dessen Spezialgebiet Hörminderungen im Alter sind. Jörg Rehkopf, der Siemens-Audiologe, spielt den Ball an die Mediziner zurück: »An der Digitaltechnik lässt sich inzwischen so viel einstellen, dass wir dringend neue Informationen von den Wissenschaftlern brauchen, welche Einstellungen überhaupt günstig sind.«

Mit den existierenden Geräten lässt sich gut arbeiten – aber sie erfordern Geduld. Hesse begleitet in seiner Klinik die Anpassung der Hörgeräte hörtherapeutisch. »Wir erreichen eine Akzeptanz von über 90 Prozent.« 85 Prozent seiner Patienten würden von der intensiven Betreuung profitieren, »außer diejenigen, die grimmig sind und nichts machen wollen«.

Viele ältere Menschen fürchten sich in einer jugendfixierten Welt vor dem Altersmakel Hörgerät. Sie leugnen oder bagatellisieren das Problem und wehren sich oft gegen die akustische Krücke. Nikolaus Töpfner, der HNO-Arzt am feinen Hamburger Jungfernstieg, erlebt das häufiger. »Gerade hatte ich eine ältere Dame mit Facelifting hier sitzen«, sagt er, »die will doch nichts von ihrer Schwerhörigkeit oder einem Hörgerät wissen.«

STATISTIK

Hörstörungen und Tinnitus

Ein Sausen, Brummen, Rauschen oder Pfeifen hören vier Prozent aller Deutschen anfallsweise oder ständig. 0,5 Prozent aller Menschen quält dieser Tinnitus (lateinisch für »Geklingel«) so heftig, dass sie sich nicht mehr konzentrieren können. Sie schlafen schlecht, sie haben Angstzustände oder verfallen in Depressionen.

Der Tinnitus ist ein unspezifisches Symptom eines gestörten Hörsystems. Die erregenden und hemmenden Nerveneinflüsse sind aus der Balance geraten. Im einfachsten Fall ist nur der Gehörgang durch Ohrenschmalz verstopft, im problematischsten Fall ist das Geräusch das Anzeichen eines Hirntumors. Am häufigsten piept es im Ohr, wenn das Innenohr betroffen ist: Knalltraumata, Infekte, Autoimmunerkrankungen, Stress und vieles andere mehr können das Innenohr zum Klingen bringen. Manchmal geht auch ein Hörsturz, eine plötzliche Einbuße des Hörvermögens, mit einem Tinnitus einher. Dennoch handelt es sich um zwei verschiedene Symptome.

Die Therapie des Tinnitus ist schwierig. Im akuten Fall werden durchblutungsfördernde Medikamente oder Kortisonpräparate verabreicht. Auch psychologische Unterstützung, Verhaltenstherapie oder autogenes Training werden empfohlen. Aber noch hat keine Therapie ihre zuverlässige Wirksamkeit bewiesen.

Zumindest hat sich das öffentliche Bild des Tinnitus gewandelt. »Bei dir piept's« sei den Patienten in den achtziger Jahren oft gesagt worden, erinnert sich Gerhard Hesse von der Tinnitus-Klinik in Arolsen, »das heißt, man war neben der Spur.« In der Berichterstattung sei Tinnitus inzwischen zu einer Managerkrankheit geadelt worden. Patienten würden sich leichter zu ihrem Ohrgeräusch bekennen. Manche Patienten glaubten sogar, dass der Tinnitus ihre Schwerhörigkeit erst hervorrufe. Dabei, sagt Hesse, sei die Schwerhörigkeit das eigentliche Problem. »Wenn man die Schwerhörigkeit behandelt, wird der Tinnitus meist völlig nebensächlich.«

Schwerhörigkeit ist schon lange kein reines Altersleiden mehr. Die Zahl schlecht hörender Kinder und Jugendlicher steigt. Etwa jeder zehnte Jugendliche wird Experten zufolge schon in wenigen Jahren die Auswirkungen zu lauter Computerspiele, Konzerte und Clubbesuche am eigenen Ohr erfahren.

Etwa zwei von 1000 Neugeborenen kommen schwerhörig oder gehörlos zur Welt. Jedes Jahr werden etwa 2000 Babys geboren, die schon im Mutterleib nicht hören. Ihre Ohren haben durch Virusinfektionen wie Röteln, Zytomegalie oder Toxoplasmose während der Schwangerschaft Schaden genommen oder sind erblich bedingt fehlgebildet.

Insgesamt sollen weit über 500 000 Kinder Hörschäden haben, die behandelt werden müssten. Rund 80 000 von ihnen sind laut dem Deutschen Zentralregister für kindliche Hörstörungen in Berlin so hochgradig schwerhörig, dass sie spezielle Schulen besuchen müssen. Leider wird die Diagnose Schwerhörigkeit bei Kindern in den meisten Fällen erst zwischen dem zweiten und dritten Lebensjahr gestellt. (Mitarbeit: Beate Wagner)

Metabolisches Syndrom

Essen bis der Arzt kommt

Runder Bauch, entgleister Zuckerspiegel, Fett im Blut: Beim metabolischen Syndrom ist der Stoffwechsel gefährlich aus dem Gleichgewicht geraten. Es drohen Diabetes, Schlaganfall und Herzinfarkt. In leichten Fällen helfen Diät und Sport, in schweren nur noch Medikamente.

Von Harro Albrecht und Achim Wüsthof

Dresden ist grau an diesem Nachmittag Ende November. Im Café Eisold schräg gegenüber vom Haupteingang des Universitätsklinikums suchen einige Patienten Trost am Kuchenbuffet: Donauwellen locken dort und Christstollen natürlich. Ein Kunde im Jogginganzug ordert sächselnd weich eine »Eierschegge mit Rosinen«, eine kompakte örtliche Pudding-Quark-Spezialität, die hochdeutsch Eierschecke heißt. An einem Tisch sitzt ein älterer Herr mit Krücken und versüßt sich mit einem Kuchenstück den Tag. »Mer Sachsen sind ein süßes Volk«, erklärt ein Cafébesucher mit schwellendem Bauch, »Eierscheggen, Gräbbelschen, Quarggäulschen…, mer sind die Kuchenhochburg der Nation.«

Die barocke Kost, ihre gesundheitlichen Folgen und wissenschaftliche Pionierarbeit machen Dresden zum idealen Rechercheort für eine unter Laien weitgehend unbekannte Stoffwechselstörung. Ungesunde Fette fluten die Adern, die Eingeweide verfetten, das schützende HDL-Cholesterin schwindet. Der Blutzuckerspiegel steigt, und der Blutdruck klettert in ungesunde Höhen. Liegen drei dieser fünf Faktoren außerhalb des Normbereichs, sprechen die Mediziner von einem Metabolischen Syndrom; einer aggressiven Erkrankung, die die Blutgefäße angreift und das Risiko für

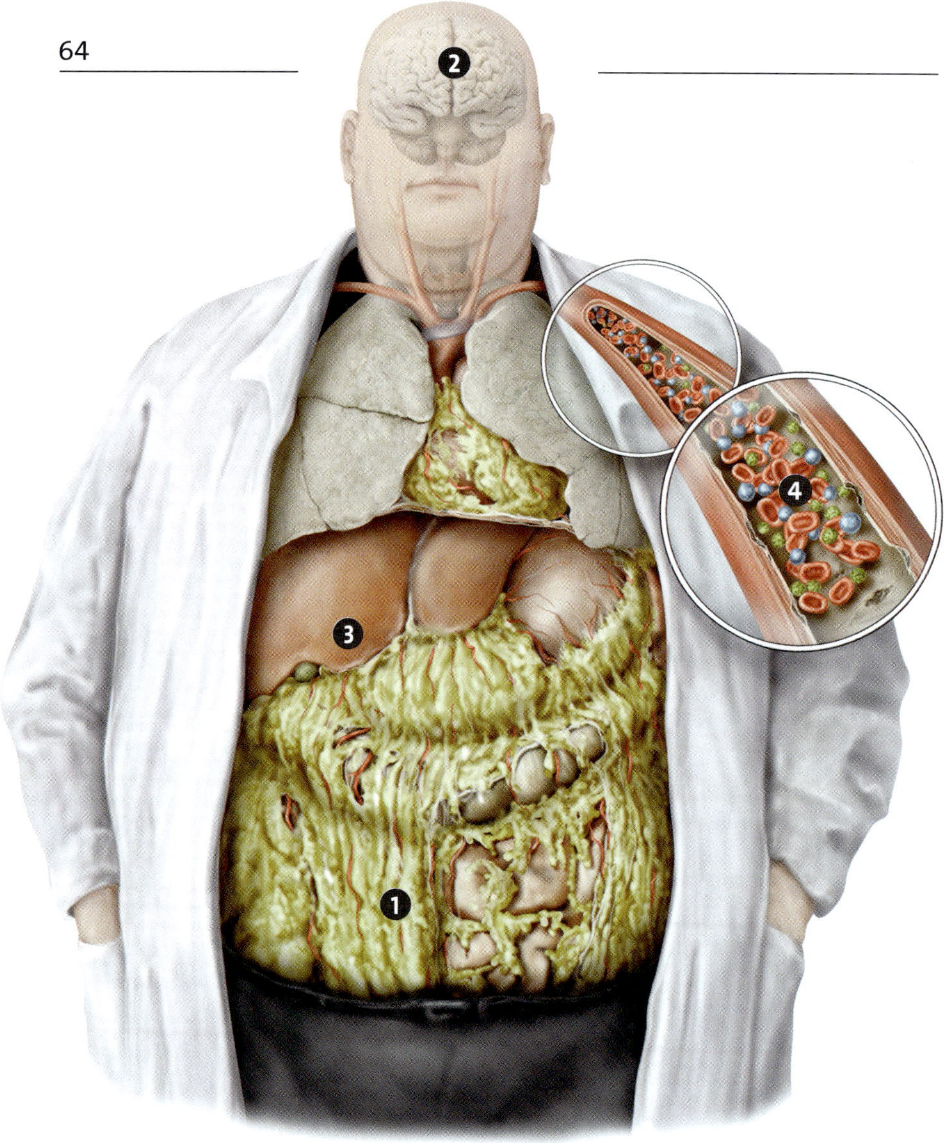
2
3
4
1

Schlaganfall und Herzinfarkt erheblich steigern kann.

Obwohl das Metabolische Syndrom in den Leibern von schätzungsweise 30 Prozent aller Deutschen über 40 wütet, ist es in der Bevölkerung kaum bekannt.

Das Metabolische Syndrom ist ein kompliziertes Konzept, und die Betroffenen spüren sehr lange nichts von ihrem entgleisten Stoffwechsel. Viele Experten halten es dennoch für eine der größten Bedrohungen der Gesellschaft. »Wenn unser Gesundheitswesen überleben will, muss man dort angreifen«, wird Ruth Strasser, Kardiologin und Chefin des Dresdner Herzzentrums, am Ende dieses Tages sagen.

Nur 50 Meter vom Café Eisold entfernt beforscht Markolf Hanefeld das Syndrom. Der Mann ist Leiter des Zentrums für klinische Studien und hat den gefährlichen Symptomenkomplex Anfang der siebziger Jahre weltweit zum ersten Mal präzise definiert. Schon in den zwanziger Jahren war Ärzten aufgefallen, dass verschiedene schädliche Stoffwechselzustände häufig gemeinsam auftreten. Solche Häufungen, für die noch keine

◀ Fettgewebe im Bauchraum ❶ ist nicht nur Energiespeicher, sondern ein hoch aktives Organ. Es schüttet Dutzende Signalstoffe und Hormone aus und greift auf diese Weise in die Regelkreisläufe des Körpers ein. Leptin zum Beispiel ist ein Fettgewebshormon, das im Gehirn ❷ das Sättigungsgefühl steuert. Es kontrolliert zudem die Geschlechtsreife, beeinflusst das Immunsystem und vieles andere mehr. Bei besonders fettleibigen Menschen schütten die Fettzellen viel Interleukin-6 aus. Interleukin-6 blockiert das Insulin – ein Diabetes entsteht. In einer verfetteten Leber ❸ wird der so genannte Plasminogen-Aktivator-Inhibitor gebildet, der einen Herzinfarkt auslösen kann. Das Fettgewebe produziert auch Enzyme, die den Blutdruck regulieren. Alle diese Faktoren zermürben die Blutgefäße ❹. An den Arterienwänden lagern sich Fettpartikel ab ❺, die Gefäße verengen sich und verstopfen. Die Folge: ein Schlaganfall oder Infarkt.

gemeinsame Ursache gefunden wurde, nennen Mediziner »Syndrom«. Es ist letztlich eine Hilfskonstruktion, eine Diskussionsgrundlage, bis ein plausibler Krankheitsmechanismus gefunden worden ist – oder aber die Idee aufgegeben wird. Das Metabolische Syndrom kursierte bereits unter dem Namen Insulinresistenz, Syndrom X, »Tödliches Quartett« oder auch Wohlstandssyndrom.

Der Terminus Wohlstandssyndrom verdeutlicht das Problem vielleicht am besten. Die Betroffenen sind fast immer übergewichtig. Das Fett lagert nicht nur in Form von Speckröllchen unter der Haut, sondern gedeiht vor allem um die inneren Organe herum. Die drei Hauptursachen für diese Polsterverteilung sind hinlänglich bekannt: Überernährung, Bewegungsmangel und eine genetische Veranlagung.

Das trifft die Sachsen hart. Die sächsische Bevölkerung gehört im Ländervergleich zu den Deutschen mit dem durchschnittlich höchsten Körpergewicht. »Und sie hat ein extrem hohes Auftreten von Diabetes«, erklärte Ruth Strasser auf der Herbsttagung der Deutschen Gesellschaft für Kardiologie und lieferte auch gleich eine Erklärung für die Malaise. Die ginge möglicherweise auf einen berühmten Sachsen zurück. In seinen prallsten Jahren, um 1720, wog Kurfürst August der Starke bei 1,76 Meter Körpergröße rund 120 Kilogramm. Der übergewichtige Regent hatte wahrscheinlich hohen Blutdruck, Diabetes und eine Fettstoffwechselstörung. Und er aß nicht nur gern, er pflanzte sich auch leidenschaftlich fort. 267 Kinder soll er gezeugt haben, 50 Familienlinien hat er wohl im Raum Dresden gegründet und ihnen seine Gene hinterlassen. Noch heute wachsen dort – in Kombination mit der überlieferten kalorienreichen Kost – die Wampen.

Normalerweise betrachten und therapieren die Ärzte jede Folgeerscheinung dieser ungesunden Lebensweise einzeln: Der Zuckerkranke erhält vom Diabetologen Diätpläne und zuckersenkende Medikamente, der Bluthochdruckpatient vom Kardiologen Betablocker, und die Cholesterinfracht im Blut wird mit Statin-Tabletten reduziert. Weil übergewichtige Menschen über 60 eben häufig mehrere Stoffwechselprobleme haben, müssen sie viele Ärzte besuchen und jeden Tag ein Dutzend Pillen schlucken.

Diese beschränkte Sicht auf einzelne Probleme war es, die Markolf Hanefeld auf den Plan rief. »Als wir die Definition des Metabolischen Syndroms entwickelten«, sagt Hanefeld, »war die Innere Medizin in scharf abgegrenzte Teilgebiete zersplittert.« Man müsse aber akzeptieren, dass die Krankheiten sehr eng miteinander verbunden seien. Findet man eines der Symptome, beträgt die Wahrscheinlichkeit, eines der anderen zu entdecken, 30, 40 oder 50 Prozent. Bei der Hälfte aller Patienten mit Bluthochdruck wird beispielsweise auch eine Frühform von Diabetes gefunden – eine Zuckerstoffwechselstörung, bei der Muskeln und Leber nicht mehr hinreichend auf Insulin reagieren. »Die Kombination von Einzelerkrankungen kann das Risiko, einen Herzinfarkt oder einen Schlaganfall zu erleiden, drastisch erhöhen«, sagt Hanefeld. Hat jemand einen Bluthochdruck, einen gestörten Zuckerstoffwechsel und ein zu niedriges HDL-Cholesterin, liegt das Herzinfarktrisiko 12-mal höher als bei einem gesunden Menschen. Das hat praktische Konsequenzen: Der Kardiologe müsse nicht nur den Blutdruck messen, sondern auch regelmäßig die Zuckerwerte kontrollieren. Das Metabolische Syndrom mahnt auch Ärzte zur Disziplin.

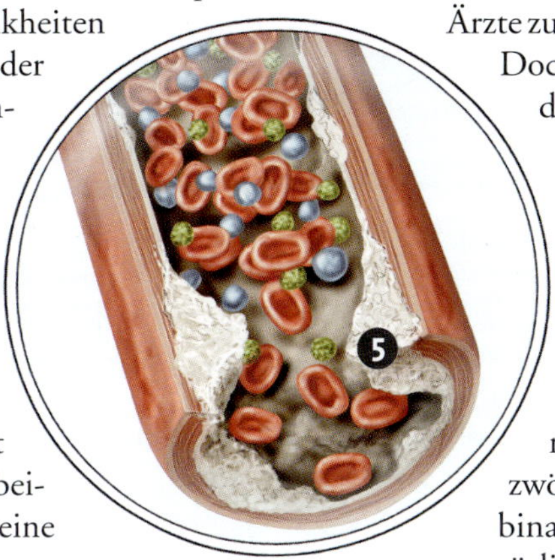

Fettablagerungen verengen die Gefäße

Doch Hanefeld ist sich der Grenzen des Konzepts bewusst. Weil jeweils neben der bauchbetonten Fettsucht zwei weitere von fünf Bedingungen für die Diagnose erfüllt sein müssten, ergäben sich zwölf verschiedene Kombinationen. »Jede hat natürlich ein anderes Risiko«, sagt Hanefeld, »im Grunde gibt es zwölf verschiedene Formen des Syndroms.« Manche sind brandgefährlich, andere lässlich. Wichtig sei in jedem Fall, wie der genetische Hintergrund aussähe, sagt Hanefeld. »Wenn in Ihrer Familie trotz Bauch alle 90 geworden sind, dann überwiegen wohl die positiven Faktoren, und Sie können gleich noch eine Lebensversicherung abschließen.«

Viel Sport, viel Fisch und wenig Zucker – das ersetzt manche Pille

Das Credo des Stoffwechselexperten ist die integrierte Therapie. Nicht die einzelne Störung, sondern alle zusammen müssten ins Kalkül gezogen werden. Wer einen zu hohen Blutdruck habe und eine Zuckerverwertungsstörung, rät Hanefeld, solle nicht etwa Betablocker und ein harntreibendes Mittel bekommen, »denn es ist bekannt, dass dadurch erst viele einen Diabetes entwickeln. Außerdem nehmen die Patienten häufig ein bis zwei Kilogramm zu.« In diesem Fall sei ein ACE-Hemmer oder ein Sartan geeigneter, die auf das Blutdruck regulierende Angiotensin-System einwirken. »Damit hat man einen milden Effekt auf die Blutfette, und die Therapie ist gewichtsneutral.« Die richtige Auswahl erspare den Patienten viele Tabletten, sagt Hanefeld.

Bevor man aber eine »pharmakologische Bombe werfe«, müsse man den Patienten ins Gewissen reden. Hanefeld rät zu einer Strategie, die auch nach einem Herzinfarkt eingesetzt wird: »Ausdauersport von zwei bis drei Stunden die Woche, keine gesättigten Fette, reichlich Fisch mit Omega-3-Fettsäuren darin. Süßigkeiten weglassen!«

Trotz all der Konkretisierung bleibt das Metabolische Syndrom vorerst ein diagnostisches Konzept für eine Symptomhäufung, deren gemeinsame Ursache noch nicht gefunden ist. Das ist vielen Ärzten und Wissenschaftlern zu wenig. Sie rebellieren. Gegen den »Mythos vom Metabolischen Syndrom« polemisierte im Herbst der amerikanische Diabetologe Edwin Gale in der Fachzeitschrift Diabetologia. In derselben Ausgabe veröffentlichten die beiden Dachorganisationen American Diabetes Association und European Association for the Study of Diabetes eine vernichtende Stellungnahme. Fazit: Die gemeinsame Würdigung der verschiedenen Krankheiten hätte keinen Vorteil gegenüber einer Einzelbetrachtung, außerdem würden durch ungerechtfertigt niedrige Grenzwerte für Bauchumfang, Blutfette und -zucker Millionen Menschen künstlich zu Kranken gemacht. Solange genauere Erkenntnisse über eine gemeinsame Ursache fehlten, lautete der Rat an die Kollegen, solle man den Ausdruck »Syndrom« doch bitte unterlassen. »Die Autoren haben meiner Meinung nach mit ihrer Kritik Recht«, sagt Wolfgang Kerner, Präsident der Deutschen Diabetes Gesellschaft. Vor zwei Wochen lieferte er sich mit Hanefeld bei einer Fortbildungsveranstaltung ein Pro und Kontra. Vor der Diskussion teilten 18 Prozent der Teilnehmer Kerners Kritik, hinterher waren es immerhin 22 Prozent. Das Gros der Medizinerschar glaubt also an das Metabolische Syndrom. »Die Hanefelds sind überall«, sagt Diabetologe Kerner.

Auslöser für den Disput waren neue, schärfere Grenzwerte für einzelne Faktoren des Metabolischen Syndroms. Die International Diabetes Federation (IDF) beschloss in diesem Jahr, dass ein Blutzuckerwert von nüchtern über 100 Milligramm pro Deziliter schon bedenklich sei. Vor drei Jahren fand eine andere Organisation noch 110 Milligramm pro Deziliter akzeptabel. Der Bauchumfang einer Frau durfte damals 88 Zentimeter nicht überschreiten, die Plauze des Mannes 102 Zentimeter. Inzwischen gelten straffe 80 Zentimeter bei Frauen und 94 Zentimeter bei Männern. Es sei denn, man hat seinen Wohnsitz in den USA. Die IDF-Experten forderten einen nationalen Rabatt: Amerikaner sollen weiter nach den alten, großzügigeren Bauchumfängen behandelt werden dürfen.

Nicht nur Hanefelds Kritikern ging diese radikale Schlankheitskur auf dem Papier zu weit. Hanefeld selbst hat auch Bedenken. Lege man die IDF-Definition zugrunde, gälten plötzlich nicht nur 30 Prozent, sondern die Hälfte aller Menschen über 40 als krank. Ein paar Frauen in Hanefelds Abteilung griffen sofort zum Maßband und waren erschrocken: Nach der IDF-Definition waren viele plötzlich zu rund. »Dann kann man ja gleich sagen, wir haben alle Metabolisches Syndrom«, findet Hanefeld, der selbst ein kleines Bäuchlein vor sich her trägt. Die Pharmaindustrie indes wird sich natürlich freuen, brauchen dann doch auch viel mehr Menschen Medikamente.

Aber an der Nützlichkeit des Begriffs Syndrom hält Hanefeld eisern fest. »Ich habe die Artikel der Kritiker dreimal gelesen«, sagt der Arzt. »Dass die Symptome gehäuft zusammen auftreten, bestreiten die nicht.« Ohnehin müsse man das ganze Konzept flexibler betrachten. Blutzucker und Fettwerte seien Kontinua, Grenzwerte mehr oder weniger künstlich. Bei einem Blutfett-Limit von 150 Milligramm Triglyceride pro Deziliter sei es eben auch bedeutsam, ob der Wert mit 155 knapp darüber liege oder auf 300 explodiert sei. Stammt jemand dann noch aus der Erblinie von August dem Starken, sollte er dringend etwas unternehmen. Auch beim Body Mass Index (Gewicht durch Größe zum Quadrat) entscheidet sich im Grenzbereich zwischen 25 und 30, ob ein zusätzliches Metabolisches Syndrom gefährlich wird – über 30 ist es das auf jeden Fall.

Es ist spät geworden im Café Eisold, der »Diabetes-Laden« auf der anderen Straßenseite schließt bald. Nun findet Ruth Strasser, Leiterin des Herzzentrums, Zeit für ein Gespräch. Als Erstes bestellt die schlanke Frau ein Tellerchen Süßigkeiten: »Ich habe den ganzen Tag nur ein Brötchen gegessen.« Tagaus, tagein behandelt sie die Folgen des Metabolischen Syndroms. Verkalkte Herzkranzgefäße und Infarkte. »Als ich vor fünf Jahren aus Heidelberg kam, war ich schon erstaunt, wie viele Patienten hier korpulent waren«, sagt die Kardiologin.

Bei ihrem Eintritt in die Klinik testete sie bei allen Patienten, die wegen Problemen mit den Herzkranzgefäßen zu ihr kamen, auch den Zuckerstoffwechsel. 86 Prozent aller Patienten waren auffällig. »Fünf Jahre später wiederholten wir die Studie«, sagt Strasser, »jetzt sind es 96 Prozent.«

Zwischen gesund und krank gibt es ein Kontinuum aus Zwischenwerten

Die große Frage aber ist, wie so oft in der inneren Medizin: Ab wann ist jemand krank? Ist das schon der Fall, wenn die Arteriosklerose im Alter von zwanzig Jahren beginnt, oder erst mit Siebzig, wenn der Patient durch einen Herzinfarkt gestorben ist? »Das Metabolische Syndrom steht für einen fließenden Übergang von ›gesund mit Risikofaktoren‹ bis zur Manifestation von Gefäßschäden«, sagt Strasser. Und dann wird die Ärztin energisch: »Es genügt eben nicht, den Blutdruck zu senken und – Entschuldigung – weiterzufressen. Man muss den Blutdruck senken, auf die Fette achten und sich bewegen«. Deshalb sei der Ausdruck Metabolisches Syndrom auch so griffig, »weil er sagt: Guck auf alles.« Schon bald will Strasser daher ein »Zentrum für Prävention und Gesundheit« am Ort aufbauen und mit der Aufklärung bereits in den Schulen beginnen. »Wir müssen lernen, dass wir exzellent leben können, auch ohne Askese«, sagt Strasser und klaubt einen weiteren Vollkornkeks aus der Schale.

Vielleicht findet sich doch noch eine gemeinsame Erklärung für das Phänomen, die alle zufrieden stellt. Vieles deutet darauf hin, dass das Metabolische Syndrom eigentlich Bauchfett-Krankheit heißen müsste. Die meisten Menschen, die unter Diabetes und Gefäßverkalkung leiden, sind rund – und zwar in der Bauchmitte. »Dabei spielt die unschuldig anmutende Fettzelle eine entscheidende regulatorische Rolle«, schreibt der Lübecker Internist und Bauchfett-Forscher Johannes Klein. Bisher galt das Fettgewebe hauptsächlich als Organ zur Speicherung und Verbrennung von Energie in Form von Fett. Aber speziell das Bauchfett ist ein extrem aktives Organ: Es schüttet Hormone aus, reguliert den Salz- und Wasserhaushalt im Körper, greift Blutgefäße an und lässt Blutgefäße wachsen, es beeinflusst die Blutgerinnung und reguliert den Appetit. Fast monatlich gibt es neue Meldungen, welche Stoffe das Bauchfett noch in die Blutbahn entlässt. Inzwischen darf das Bauchfett als eine endokrine Drüse gelten – wird sie zu groß, läuft der ganze Stoffwechsel aus dem Ruder.

Und das Bauchfett widersetzt sich heftig dem Abbau durch Diät. Einmal durch reichlich »Eierscheggen« angelegt, kann man es nur noch mit viel Bewegung mobilisieren. Menschen, die ihr Fett genetisch bedingt im Bauch und nicht an den Hüften ablagern, sind in dieser Hinsicht schlechter dran – weswegen Frauen bis zur Menopause etwas besser dastehen. Danach aber holen sie mächtig auf. Je früher das Metabolische Syndrom einsetzt, desto riskanter. Schon bei Kindern beobachtet die Kardiologin Strasser das Problem: »Dick, adipös, Kohlenhydrate ohne Ende, gestörter Zuckerstoffwechsel. Die fangen schon ganz früh an.«

Ärzte wie Johannes Klein hoffen, dass sich das komplexe Stoffwechsel-Konzert bald mit Medikamenten günstig manipulieren lässt. Bis dahin wäre er froh, wenn seine Kollegen von der kardiologischen Abteilung und die Chirurgen konsequenter den Zuckerspiegel ihrer Patienten messen würden. Und wenn die Patienten mehr Selbstverantwortung übernehmen würden. In Dresden läuft bis Heiligabend der 571. Striezelmarkt. Höhepunkt am zweiten Advent war das Stollenfest. Ein Christstollen, 4020 Kilogramm schwer, wurde in einem Festumzug vom Zwinger zum Altmarkt gefahren und dort portionsweise verkauft. Rund 16 Millionen Kilokalorien für die Nachfahren von August dem Starken.

STATISTIK

Metabolisches Syndrom und Diabetes

»Honigsüßer Durchfluss«, lateinisch Diabetes mellitus, heißt die Zuckerkrankheit wegen des süßen Urins, den die Kranken ausscheiden. Die Stoffwechselstörung lässt Menschen erblinden, zerstört ihre Nieren, führt zum Herzinfarkt und behindert die Wundheilung. Weltweit seien 171 Millionen Menschen betroffen, warnt die Weltgesundheitsorganisation. In vielen Entwicklungsländern wird der Diabetes zu einem immer größeren Problem, besonders in Asien. Und weil die Menschen immer dicker werden, könnten 2030 bereits 366 Millionen zuckerkrank sein.

In Deutschland leiden nach groben Schätzungen vier Millionen Menschen unter einem Diabetes. Zwei Formen sind vor allem verbreitet. Der Typ-1-Diabetes entsteht durch den Mangel des Stoffwechselhormons Insulin. Die Insulin produzierenden Zellen werden durch einen entzündlichen Prozess zerstört.

Dieser Insulinmangeldiabetes beginnt meist im Kindes- oder Jugendalter. 90 Prozent aller Diabetes-Kranken aber entwickeln den Typ-2-Diabetes. Hauptursachen sind Übergewicht zusammen mit einer genetischen Veranlagung. Der Typ-2-Diabetes entsteht zum einen durch eine verminderte Empfindlichkeit der Körperzellen für Insulin (Insulinresistenz), zum anderen führt eine jahrelange Überproduktion des Hormons zu einer Erschöpfung der Insulin produzierenden Zellen. Der Typ-2-Diabetes wird auch Altersdiabetes genannt, da er meist erst im späten Erwachsenenalter beginnt. Es mehren sich jedoch auch Fälle bei stark übergewichtigen Jugendlichen.

Das Metabolische Syndrom wird oft als eine Vorform des Diabetes beschrieben, ein so genannter Prädiabetes. Menschen mit Metabolischem Syndrom haben nüchtern einen abnormal erhöhten Zuckerspiegel im Blut. Sie sind gefährdet, später an einem Typ-2-Diabetes zu leiden.

Weil die Definition des Metabolischen Syndroms in den vergangenen 30 Jahren häufig geändert wurde, existieren keine genauen Daten über die Verbreitung der Stoffwechselstörung. Um die 30 Prozent aller Erwachsenen könnten in Deutschland betroffen sein, weltweit 314 Millionen Menschen. In Indien sind es acht Prozent der Männer, in Frankreich sieben Prozent der Frauen und im Iran 43 Prozent der Frauen. Das Syndrom ist offenbar besonders in der Unterschicht verbreitet. In einer dänischen Untersuchung hatten nur zehn Prozent der gut ausgebildeten Teilnehmer die Krankheit, dafür aber 26 Prozent der Teilnehmer mit der schlechtesten Ausbildung. Ein Faktor ist vermutlich, dass billigere, oft zucker- und fettreiche Ernährung eher dick macht. Die Eltern mit dem niedrigsten Bildungsgrad haben in vielen Ländern auch am häufigsten prädiabetische Kinder.

Neben Kalorienreduktion scheint Sport das wichtigste Mittel gegen das Metabolische Syndrom zu sein. Neun Jahre lang untersuchten amerikanische Ärzte regelmäßig 6000 Frauen, die keine Anzeichen für Herzkrankheiten aufwiesen. Diejenigen mit einem Metabolischen Syndrom hatten ein 57 Prozent höheres Risiko, im beobachteten Zeitraum zu sterben. Die Ausnahme waren sportliche Frauen. Sie hatten trotz der Stoffwechselstörung kein erhöhtes Sterberisiko. Menschen mit besonders schwerem Metabolischem Syndrom hilft Sport allein jedoch nicht mehr. Sie brauchen Medikamente.

Sepsis

Amoklauf der Abwehrkräfte

Blutvergiftungen durch Bakterien, Pilze und Parasiten töten in Deutschland jedes Jahr 60 000 Menschen – mehr als die Immunschwächekrankheit Aids. Von Bas Kast

Vermutlich ist das alles nur ein merkwürdiger Zufall, sagt sich Susanne Beyer*. Als die Ärztin damals, vor drei Jahren, am Morgen aus einem Alptraum aufwachte und in Panik ihre Tochter anrief, da ahnte sie nicht, dass sie in wenigen Tagen tatsächlich ganz nah am Tod vorbeischrammen würde.

Bakterien werden ihr Blut durchströmen, Streptokokken, und ihr Immunsystem wird, in einem verzweifelten Versuch, den winzigen Feind zu vertreiben, einen Generalangriff auf den eigenen Körper starten. Die Mediziner im Klinikum Memmingen werden ahnungslos im Dunkeln tappen und eine Fehldiagnose nach der anderen stellen. Erst nach Tagen auf der Intensivstation und unmittelbar vor dem Multiorganversagen der Susanne Beyer werden sie erkennen, woran die Frau leidet: Sepsis.

Sepsis. Wer mit einem Herzinfarkt lebend das Krankenhaus erreicht, hat eine Chance von 95 Prozent, die Attacke zu überstehen. Wer mit einer Sepsis in die Klinik kommt, dem bleibt nur noch eine 40-prozentige Überlebenswahrscheinlichkeit. Als sich kürzlich ein Team von Ärzten auf 454 deutschen Intensivstationen umsah, um dort den Todesursachen auf den Grund zu gehen, da offenbarte sich: Im Schnitt sterben hierzulande Tag für Tag 162 Menschen an einer Sepsis. Aids fordert bei uns täglich zwei Menschenleben. »Es gibt wohl kaum eine Krankheit, die so dramatisch unterschätzt wird wie die Sepsis«, sagt der Leiter der Studie, Konrad Reinhart

* Alle Patientennamen geändert

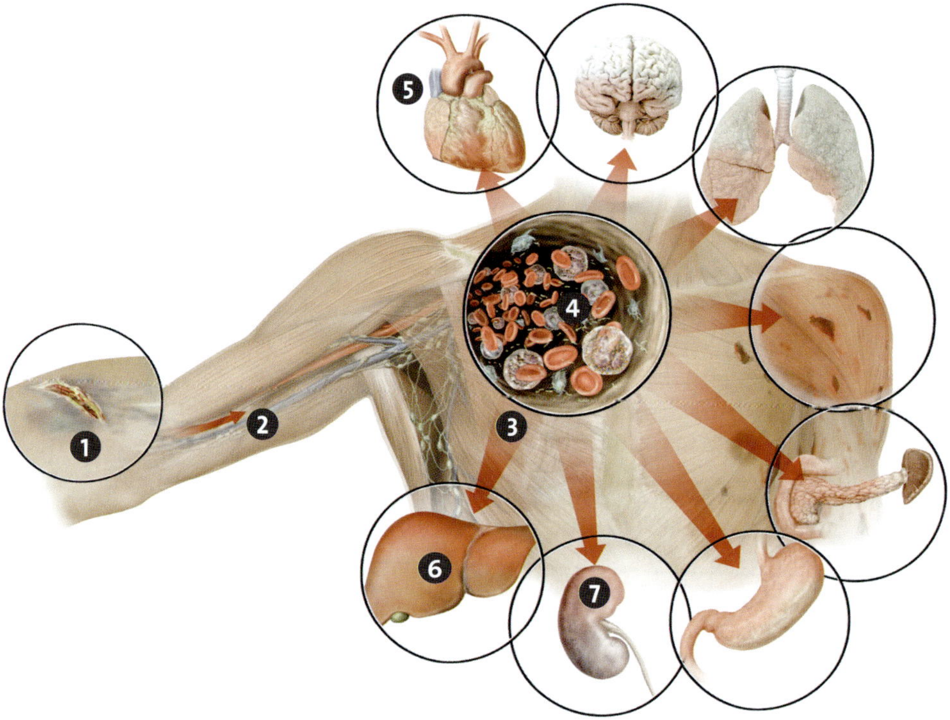

1
2
3
4
5
6
7

von der Universität Jena. Nach seinen Daten ist die Sepsis sogar die dritthäufigste Todesursache in Deutschland.

Weiße Blutkörperchen setzen Gifte frei, die die eigenen Organe zerstören

Papst Johannes Paul II. erlag einer Sepsis, ebenso Fürst Rainier, Rudolf Augstein und Christopher Reeve, der Superman-Darsteller. Offiziell hieß es, Augstein starb an einer Lungenentzündung, Reeve an Herzversagen. »Typisch«, meint

◀ Eine Blutvergiftung (Sepsis) kann von einer einfachen Wunde am Arm ausgehen (❶). Häufigste Auslöser sind ganz gewöhnliche Erreger, die ohnehin Haut oder Schleimhäute besiedeln. Normalerweise werden die Keime von Immunzellen schon in der Wunde in Schach gehalten. Ist der Patient aber durch schwere Krankheiten geschwächt, dann gelangen die Erreger über das Blut oder die Lymphgefäße in den Kreislauf (❷).
Von dort aus verteilen sie sich rasch in alle Organe (❸). Die Immunabwehr des Körpers gerät in den höchsten Alarmzustand und versucht, die fremden Eindringlinge unschädlich zu machen (❹). In diesem Abwehrkampf bilden die Immunzellen massenhaft Botenstoffe wie den Tumor-Nekrose-Faktor-Alpha (TNF-Alpha) und Interleukin-1 (IL-1). Die Reaktion gerät dadurch außer Kontrolle. Überall im Körper schädigen die Substanzen die Blutgefäße, Flüssigkeit tritt in das Gewebe über. Die Blutgerinnung spielt verrückt. Außerdem weiten sich die Adern. Das Herz (❺) kann bald nicht mehr gegen die Flüssigkeitsverluste anpumpen, und der Blutdruck stürzt ab. Ein lebenswichtiges Organ nach dem anderen, wie Leber (❻) und Niere (❼), fällt aus. Der Mensch stirbt.

Reinharts Kollege Frank Martin Brunkhorst. »Offiziell heißt es, der Patient starb an Herz- oder Kreislaufkomplikationen oder einer Lungenentzündung. Sieht man dann genau hin, war es oft eine Sepsis.«

Die Sepsis ist ein weitgehend unbekannter Killer. Unter einer Lungenentzündung oder einem Herzstillstand kann sich jeder etwas vorstellen, aber Sepsis? Ärzte meiden den Begriff, Laien kennen ihn kaum, obwohl hierzulande immerhin die Hälfte der Befragten die Sepsis, im Volksmund als »Blutvergiftung« bezeichnet, mit einer Infektion in Verbindung bringt.

Und genau damit beginnt sie, die Sepsis: in über 40 Prozent der Fälle mit einer Lungenentzündung, öfter auch mit einer Infektion der Harnwege wie bei Papst Johannes Paul II. »Aber schon ein eiternder Zahn kann der Auslöser einer Sepsis sein«, sagt Brunkhorst.

Normalerweise gelingt es dem Immunsystem, die räumlich begrenzte Infektion in Schach zu halten, sie an Ort und Stelle zu bekämpfen. Manchmal jedoch versagt dieser Schutz, und dann droht die Sepsis. Wenn etwa der Erreger besonders aggressiv ist. Oder – ja, vor allem dann – wenn unsere Abwehrkräfte geschwächt sind: im Alter, nach einer schweren Operation oder wegen einer Chemotherapie bei Krebs. Dann lauert die Gefahr, dass sich die lokale Infektion im ganzen Körper ausbreitet. Die Bakterien gelangen in die Blutbahn und infizieren nach und nach unsere Organe. Bis sie den ganzen Körper erobert haben.

Eine fatale Kettenreaktion kommt in Gang. Sobald der Körper erkannt hat, dass der Feind bis ins Innerste vorgedrungen ist, bleibt ihm nichts anderes übrig als der totale Gegenangriff: Alles, was uns an Abwehrkräften zur Verfügung steht, wird mobilisiert, Granulozyten, Monozyten, Makrophagen, Immunzellen, die fressen, was immer ihnen fremd vorkommt. Dutzende von Signalstoffen mit kryptischen Kürzeln wie TNF-Alpha und IL-1 locken die Abwehrtruppen herbei, wie sie es auch bei einer kleinen Wunde tun, die es zu säubern gilt, nur dass nun der ganze Körper als Wunde eingestuft wird. »Das Immunsystem schlägt Großalarm wie bei einem Feuer auf der Bohrinsel«, sagt Norbert Suttorp, Infektionsexperte an der Berliner Charité, dessen Intensivstation jede Woche im Schnitt zwei Sepsispatienten aufnimmt.

Stefan M., 65, Winzer von Beruf, ist einer von ihnen. Er liegt im künstlichen Koma, Station 144i, Raum 154. Ein Schlauch führt zum Mund, ein anderer in die Nase, so wird er beatmet und ernährt. Seit zwei Tagen liegt Stefan M. so da. Wegen einer Leberzirrhose hatte sich Wasser in seinem Bauch gesammelt, das Bauchfell entzündete sich und bald darauf der ganze Körper. Seine Chancen stehen schlecht, sein Kreislauf ist zusammengebrochen, er liegt im septischen Schock.

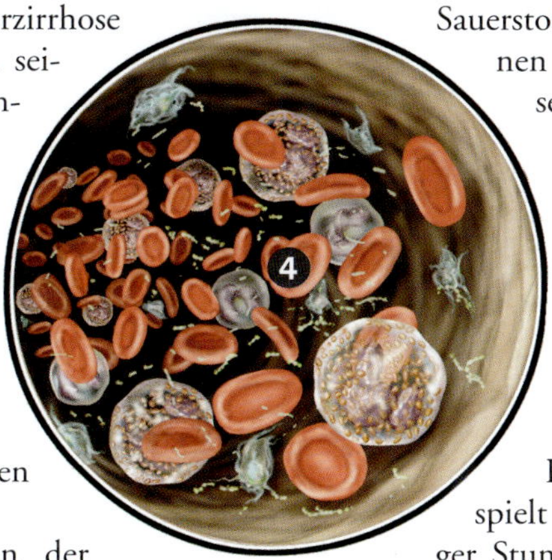

»Das Tödliche an der Sepsis ist nicht die Infektion selbst«, sagt Suttorp, »sondern die eigene Körperabwehr.« Sie schießt über das Ziel hinaus. Weiße Blutkörperchen, Bestandteil der körpereigenen Abwehrtruppen, setzen Gifte frei, die helfen, die Bakterien zu vernichten. Diese Gifte greifen – fatale Nebenwirkung – auch den Körper selbst an. Die Folge: Die kleinen Blutgefäße werden regelrecht durchlöchert, und gewaltige Mengen Flüssigkeit treten von den Gefäßen über ins Gewebe.

Der Blutdruck sackt in den Keller. Das Herz schlägt wie verrückt, um den Druck zu erhöhen, der Puls schießt in die Höhe. Vergeblich. Der Kreislauf bricht zusammen. Man spricht vom septischen Schock. Da kein Blut und kein Sauerstoff mehr zu den Organen gelangen, stellen diese eins nach dem anderen ihren Dienst ein – zuerst die Nieren, dann der Darm, die Leber, die Lunge. Multiorganversagen nennen die Mediziner das.

Der ganze Vorgang spielt sich innerhalb weniger Stunden ab. So kämpfen die Ärzte nicht nur gegen einen Erreger, der sich überall im Körper befindet, und gegen ein Immunsystem, das daraufhin ausrastet, sondern auch gegen die Zeit. Und dabei nimmt das Verhängnis oft seinen Lauf, ohne dass die Ärzte erkennen, mit welchem Feind sie es zu tun haben. Sie sind ratlos, wenn eine Patientin wie Susanne Beyer mit Kopf- und Gliederschmerzen, mit Schüttelfrost ins Krankenhaus kommt, mit unspezifischen

Symptomen also, die genauso gut von einer Grippe herrühren könnten.

Die Ärzte sind auf Indizien angewiesen. Dazu zählen: Fieber und Verwirrtheit. »Da weiß ein Patient plötzlich nicht mehr, wer er ist oder wo er ist. Da hat einer das Gefühl, er befände sich in der Zeit von Adenauer«, sagt Suttorp. Der Grund dafür: Auch das Gehirn ist bereits Opfer der Infektion und Abwehrreaktion geworden. Ein bestimmtes Muster von Blutwerten ist ebenfalls ein Indikator. Zum Beispiel steigt die Zahl der weißen Blutkörperchen.

Was aber lange fehlte, waren spezifische Marker, die die Krankheit zuverlässig ankündigen, wie beim Herzinfarkt. Ist ein Eiweißstoff namens Troponin erhöht, dann ist die Diagnose Herzinfarkt klar. »Bei der Sepsis gibt es erste Schritte in diese Richtung«, sagt Brunkhorst, »und zwar mit der Entdeckung von Procalcitonin.« Procalcitonin ist ein Hormon der Schilddrüse, das frühzeitig im Blut von Sepsispatienten nachweisbar ist. Ist man gesund, fließt das Hormon nicht durch die Blutbahn.

Fügen sich all diese Puzzlestücke zur Diagnose Sepsis zusammen, dann geht es für die Reinharts und Brunkhorsts und Suttorps dieser Welt Schlag auf Schlag. Dann heißt es: So schnell wie möglich den Erreger identifizieren, Antibiotika geben, zwei, drei verschiedene, bis man weiß, wer der Übeltäter ist. Liegt der Patient im Schock, dann Kreislauf stabilisieren, Flüssigkeitszufuhr, künstliche Beatmung – das ganze intensivmedizinische Programm. Wie bei Susanne Beyer, wie beim Winzer Stefan M.

Wo aber befindet sich der Ursprung des Unheils? Auch da müssen die Ärzte oft passen. »Nur in der Hälfte der Fälle finden wir den Infektionsherd«, sagt Suttorp. Bei Susanne Beyer zum Beispiel wurde er nie entdeckt.

Doch selbst wenn man die Quelle der Qual schließlich ausfindig macht, etwa mit Hilfe eines Computertomogramms, lässt sich nicht immer etwas tun. Ist die Gallenblase Ausgangspunkt der Entzündung, kann man sie entfernen. Aber was, wenn die Infektion von der Lunge ausgeht oder von den Herzklappen oder vom gesamten Bauchfell? »In diesen Fällen muss man sich voll auf die moderne Intensivmedizin konzentrieren und die kritische Phase überbrücken, bis die Antibiotika ihre Wirkung entfalten«, sagt Suttorp. Aber auch auf die ist kein Verlass, da immer mehr Bakterien resistent gegen die einstige Allzweckwaffe werden.

Ein neues Medikament hilft, doch es ist extrem teuer

Deshalb suchen Forscher seit Jahrzehnten nach Medikamenten, die gezielt etwas gegen die Sepsis ausrichten können. Ein Ansatz besteht darin, das außer Kontrolle geratene Abwehrsystem zu bremsen, indem man Signalstoffe wie TNF-Alpha, die die Immunantwort anheizen, mit Antikörpern ausschaltet. So gut wie alle diese Ansätze sind, nachdem man viel Hoffnung und viel Geld in sie gesetzt hat, gescheitert – bis auf einen. Kürzlich gelang in einer Studie der Nachweis, dass aktiviertes Protein C, eine Substanz, die die Blutgerinnung und die Entzündungsreaktion hemmt, die Sterblichkeitsrate bei Patienten mit einer schweren Sepsis von über 30 auf unter 25 Prozent senkt. Angesichts der jahrelangen Fehlschläge ein großer Fortschritt. Doch auch das neue Medikament hat seine Schönheitsfehler. Es drohen Nebenwirkungen wie Blutungen im Gehirn. Und es ist teuer: 10 000 Euro pro Patient.

»Höchste Zeit also, diese Forschungen voranzutreiben«, sagt Konrad Reinhart, der ein Kompetenznetz Sepsis ins Leben gerufen hat, unterstützt vom Bundesforschungsministerium. Viele Fälle von Sepsis, sagt der Jenaer Arzt, treten nach schweren Unfällen und Operationen auf, bei großen Verletzungen, bei Patienten nach Transplantationen, bei Patienten mit Kathetern im Körper, bei alten Patienten; da ihre Zahl zunimmt, wird auch die Sepsis weiter zunehmen. »Dennoch hat die Sepsis in der Öffentlichkeit und auch im Studium nach wie vor keinen Stellenwert: Fragen Sie mal Medizin-Studenten, die wissen über die Sepsis kaum mehr als ein Laie.« Das zu ändern, sagt der Experte, wäre ein Anfang.

Nachtrag: Obwohl die meisten Sepsisüberlebenden wieder ganz genesen, zieht sich dieser Weg für Susanne Beyer hin. Monatelang musste sie sich krankschreiben lassen, fühlte sich chronisch erschöpft. Erst seit wenigen Wochen geht es ihr, wie sie sagt, besser: »Zum ersten Mal seit drei Jahren habe ich wieder Hoffnung.« Auch der Winzer Stefan M. hat den septischen Schock überlebt. Er atmet selbstständig, die Nieren funktionieren wieder. Er ist inzwischen von der Intensiv- auf die Normalstation verlegt worden.

STATISTIK

Sepsis und Aids

Die Deutsche Aids-Hilfe kümmert sich um die Patienten, das Kompetenznetz Aids um die Forschung, und die Bundeszentrale für gesundheitliche Aufklärung wirbt mit vielen Plakaten für die Prävention. Doch trotz des massiven Engagements ist die Infektionskrankheit wieder auf dem Vormarsch. Viele Menschen haben verdrängt, dass ungeschützter Geschlechtsverkehr das Humane Immunschwäche-Virus (HIV) übertragen kann. Anlässlich des Welt-Aids-Tages Anfang Dezember machte die fast vergessene Epidemie Aids wieder Schlagzeilen.

In Deutschland ist die Zahl der HIV-Infizierten im ersten Halbjahr 2005 im Vergleich zum Vorjahreszeitraum um 20 Prozent gestiegen. Im ganzen Jahr haben sich nach Schätzung des Robert-Koch-Instituts 2600 Menschen mit HIV infiziert; die Gesamtzahl der HIV-Infizierten ist auf 49 000 gestiegen. Bislang gibt es keine Heilung, nur Medikamente, die das Virus lange Zeit bremsen können. Zwölf Jahre können von der Infektion bis zum Ausbruch der eigentlichen Erkrankung Aids vergehen. Von diesem Zeitpunkt an starben die Kranken früher häufig innerhalb eines Jahres. Mit einer Medikamenten-Therapie beträgt die Überlebenszeit heute zwischen 5 und 15 Jahren. 2005 starben in Deutschland rund 750 Menschen durch Aids.

Das größte Drama aber spielt sich in den Entwicklungsländern ab. Von den 40,3 Millionen Menschen, die sich im Jahr 2005 infiziert haben, leben zwei Drittel in Afrika. Ohne Medikamente sterben sie im Schnitt nach zwei Jahren. Eine Impfung liegt in weiter Ferne.

Auch die Sepsis ist eine Infektionskrankheit, allerdings mit unterschiedlichen Erregern. Bakterien, Pilze oder Parasiten breiten sich im Körper aus und schädigen massiv die Organe. Rund 150 000 Menschen erkranken hierzulande pro Jahr an einer Sepsis, etwa 60 000 sterben daran.

»Die Sepsis ist in Deutschland der größte Killer unter den Infektionskrankheiten«, sagt Frank Brunkhorst vom Kompetenznetz Sepsis. Zwei Drittel der Betroffenen infizieren sich erst im Krankenhaus: Ein Drittel erwirbt die Sepsis auf einer normalen Station, ein Drittel steckt sich auf der Intensivstation an. Die Häufigkeit der Erkrankung nimmt US-Studien zufolge jährlich um 13,7 Prozent zu. Die Infektion wird mit Antibiotika und durch mechanische Entfernung der Keime behandelt. Hinzu kommen Therapien mit aktiviertem Protein C (einem speziellen Eiweiß) und Hydrokortison. Folgen einer überlebten Sepsis sind zerstörte Nerven, Muskelschwund und Ängste. Weil Krankenkassen und Ärzte aber wenig über die Sepsis informiert sind, werden diese Spätschäden kaum behandelt.

Im Jahr 2005 verlieh Bundesgesundheitsministerin Ulla Schmidt Bundesverdienstkreuze an 14 Wissenschaftler, die gegen Infektionskrankheiten kämpfen. Acht der Preisträger erforschen Aids, einer wurde für sein Engagement gegen die Sepsis geehrt: Frank Brunkhorst.

Angst

Fehlalarm im Mandelkern

Panikattacken und Phobien machen Millionen Menschen das Leben schwer. Ihr Angstempfinden ist gestört, die Biochemie in ihrem Hirn außer Kontrolle. Mit der richtigen Therapie bekommen die Patienten das Problem gut in den Griff. Von Harro Albrecht und Cornelia Stolze

Er lag nach einer Party wach im Bett, sah noch etwas fern, als es begann. »Mein Herz tat plötzlich weh, ich bekam Brustschmerzen, und mein Herz fing an zu rasen«, sagt Hartmut M., »das war so übel, dass ich dachte: Das ist ein Herzinfarkt, ich sterbe jetzt!« Der 29-Jährige hatte schon jahrelang Drogen genommen – Ecstasy, Amphetamine, Alkohol, Hasch – und vermutete, dass ihm jetzt Nebenwirkungen zu schaffen machten. Die Freundin rief den Notarzt. »Im Krankenhaus haben mir Ärzte ein Medikament und Sauerstoff gegeben«, erinnert sich M., »auf einmal wurde mein Herzschlag immer langsamer und ist richtig weggesackt. Da dachte ich: So fühlt sich der Tod an. Das war's jetzt.«

Hartmut M. hatte keinen Herzinfarkt. Eine Panikattacke war der Grund für die Schmerzen gewesen. Aber es sollten noch drei Monate vergehen, bis endlich ein Internist die richtige Diagnose stellen würde. Oft dauert es sogar Jahre, bis jemand die Symptome richtig deutet. Angststörungen, zu denen die Panikattacke gehört, werden oft übersehen oder aus Scham verschwiegen. Dabei leben rund sieben Millionen Deutsche zwischen 18 und 65 mit einer ernst zu nehmenden Form der Angst, doppelt so viele Frauen wie Männer.

»Es ist nicht nur eine Krankheit von Unterprivilegierten, von Frustrierten, von Reichen, von Armen, von Einfältigen, von Genies; es kann jeden treffen«, sagt Florian Holsboer, Direktor des

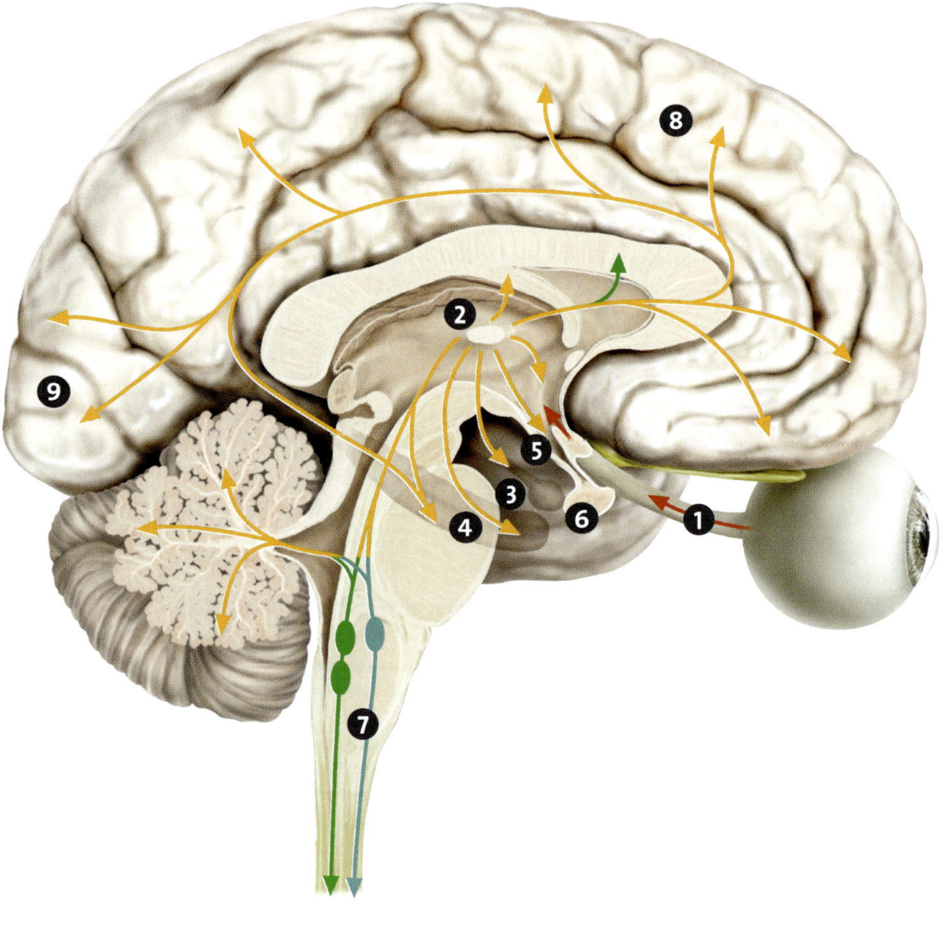
8
2
9
5
3
6
1
4
7

Max-Planck-Instituts für Psychiatrie in München. Depressionen seien in der Öffentlichkeit inzwischen etwas mehr akzeptiert. Dazu beigetragen hat Sebastian Deisler, Spieler beim FC Bayern München. Er machte sein Leiden öffentlich. »Ein Held«, sagt Holsboer, der den Fußballer behandelt hat. Aber Angst? Jeder meint sie zu kennen: Sie ist lästig, aber harmlos. Doch dieses vorübergehende Unbehagen ist etwas anderes als die Hölle, die Angstkranke mitunter durchleben. Sie fürchten sich davor, auf die Straße zu gehen, in den Aufzug zu steigen, aus dem Fenster zu schauen oder mit anderen Menschen zu sprechen. Rund eine Million Angstkranke erleiden Panikattacken wie Hartmut M.

M. lässt sich inzwischen im Zentrum für Psychosoziale Medizin eines großen deutschen Universitätskrankenhauses behandeln. Es geht ihm bereits viel besser. Auf dem Gang der Station steht ein selbstbewusster Mann von 1,85 Meter Größe: blonde kurze Haare, Jeans, schwarze Trainingsjacke. Noch vor kurzem war er in einer Spirale der Angst gefangen, die ihn schließlich den Job kostete.

Nach dem ersten Anfall im Bett rührte Hartmut M. keine Drogen mehr an und stürzte sich in die Arbeit. »Der Job

◀ Sieht das Auge beispielsweise einen Schatten, kann dies im Hirn eine Kaskade von Reaktionen und schließlich Angst auslösen. Über den Sehnerv ❶ gelangt das Schattenbild in den Thalamus ❷, die wichtigste Umschaltstation im Hirn. Danach kommt das Signal in der Amygdala an ❸, wo es emotional bewertet wird. Für diese Einschätzung holt der Hippocampus ❹ Erinnerungen aus der Hirnrinde. Resultat: Der Schatten könnte von einer Schlange sein. Also wird der Hypothalamus ❺ alarmiert, der mit der Hypophyse ❻ Stressreaktionen in Gang setzt ❼. Herzschlag und Atmung werden beschleunigt und Schweiß produziert. Die Hirnrinde ❽ brütet derweil Fluchtmöglichkeiten aus. Erst dann gelangt das Bild in die Sehrinde ❾ und wird bewusst wahrgenommen: Es war ein Ast. Die Angst kam schneller als die Erkenntnis.

war super, hat mir immer Spaß gemacht«, sagt der Handwerker. Doch schon nach drei Tagen spürte er ein Prickeln in den Armen. Ihm wurde schwindelig, sein Herz fing an zu rasen, er spürte seine Arme nicht mehr. Die Kollegen riefen den Notarzt. Im Krankenhaus konnte man nichts Ungewöhnliches feststellen. Die Symptome klangen schnell wieder ab – ohne Behandlung.

Die Anfälle kamen regelmäßig, ein-, zweimal die Woche. M. dachte: »Die haben im Krankenhaus irgendwas übersehen.« Wochenlang lief er von Arzt zu Arzt, wurde von Kopf bis Fuß untersucht: »EKG, CT, MRT, EEG. Und alle haben gesagt: Mit dem Befund können Sie 100 Jahre alt werden.«

Viele Menschen mit Angststörungen lassen sich besonders häufig wegen körperlicher Beschwerden von Ärzten durchchecken. Manch ein Paniker landet gar wegen einer akuten Attacke mit Verdacht auf Herzinfarkt oder Schlaganfall in der Notaufnahme einer Klinik. Doch sobald sich zeigt, dass organisch nichts zu finden ist, werden die Patienten mit beruhigenden Worten nach Hause geschickt, schildert Andreas Kordon von der Angstambulanz der Universitätsklinik Lübeck den üblichen Gang der Dinge. »Nicht nur bei Laien, sondern auch aufseiten der Ärzte ist da ein blinder Fleck«, sagt er.

Der Psychologieprofessor Jürgen Margraf von der Universität Basel ermittelte, dass gerade einmal ein Prozent aller Patienten mit Angststörungen hierzulande die richtige Behandlung in Form von Psychotherapie oder Medikamenten erhält. Bis die Betroffenen kompetente Hilfe finden, haben sie meist eine jahrelange Odyssee durch das Gesundheitssystem hinter sich. Der durchschnittliche Angstpatient in Deutschland hat eine Vorgeschichte mit zehn Ärzten und sieben Jahren vergeblicher Therapie.

Bei Hartmut M. wurde die Diagnose schnell gestellt – trotzdem verlor er seinen Job sieben Wochen nach dem ersten Anfall. »Dadurch kamen Lebens- und Existenzängste dazu«, sagt er, »du haust dich da voll in eine Spirale rein und hältst die in Gang.« An Bewerbungsgespräche war nicht zu denken. Er ging kaum noch vor die Tür, saß allein in der Wohnung, grübelte. »Ich konnte nicht mehr ins Kino gehen, nicht mehr Auto fahren, nicht mehr Essen gehen«, erzählt M., »da waren nur noch die Angst und die Symptome. Den ganzen Tag über war das ein Thema. Ich dachte: Du wirst verrückt. Du wirst nicht wieder gesund.«

Die Patienten lernen, welche Macht die Atmung hat

»Angst ist ja im Grunde ganz natürlich«, sagt Florian Holsboer, »eine Spezies, die keine Angst hat, stirbt aus.« Es handelt sich um einen körperlichen Stresszustand von starker Intensität – die Antwort auf eine wahrgenommene Bedrohung. Da registrieren die Augen einen Schatten, und im Bruchteil einer Sekunde zwingt die Angst davor den Körper und die Seele zu Reaktionen. Die wohl wichtigste Rolle scheint dabei jener mandelförmige Verbund von Nervenzellen im Gehirn zu spielen, den Forscher als Amygdala (Mandelkern) bezeichnen. Diese Hirnregion ist darauf spezialisiert, in potenziell bedrohlichen Situationen blitzschnell alle Kräfte für einen Kampf oder eine Flucht zu mobilisieren.

Über Nervenbahnen im Gehirn regt sie die Hypophyse an. Diese aktiviert über die Blutbahn die Nebennierenrinde, wo das Stresshormon Kortisol freigesetzt wird. Über den Blutweg gelangt das Hormon in den gesamten Organismus und versetzt ihn in Alarmbereitschaft. Blutdruck und Atemfrequenz steigen, das Herz schlägt schneller. In den großen Muskelgruppen weiten sich die Blutgefäße, was den Körper für den Kampf, die Flucht oder eine Erstarrungsreaktion vorbereitet. Entpuppt sich eine bedrohliche Situation als harmlos, gibt der Hippocampus Entwarnung – und die Amygdala beruhigt sich wieder.

Genau dieser Mechanismus funktioniert bei Angstpatienten nicht mehr. Die Angstreaktion schaukelt sich selbst auf: Anstatt den Fehlalarm zu stoppen, registriert die Amygdala die selbst ausgelösten Stresssymptome als Gefahr und verstärkt sie. Im Kopf des Patienten dreht sich nun die teuflische Spirale. Die körperlichen Reaktionen interpretiert der Betroffene als Anzeichen eines Herzinfarkts.

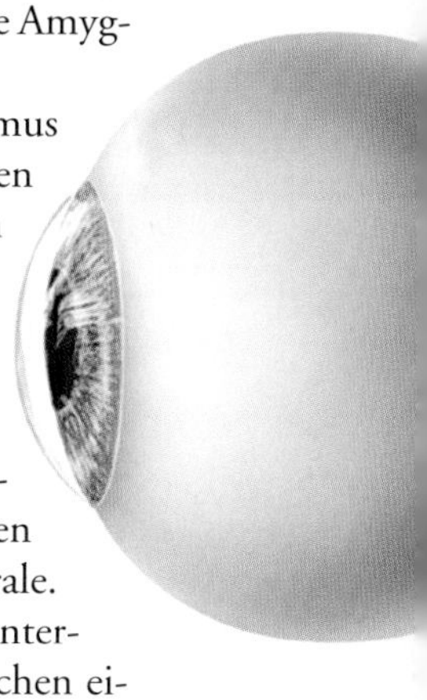

Irgendwann fand M. den Weg zu einem Internisten und schilderte ihm den Leidensweg. Der antwortete nur: »Sie haben nichts am Herzen. Das ist eine Panikstörung.« Der Arzt verschrieb ein Antidepressivum, das M. zwei Tage lang schluckte. »Das hat überhaupt nicht geholfen«, sagt er, »ich bekam Durchfall, mir wurde übel und schwindelig. Außerdem war da so ein Entfremdungsempfinden, wodurch die Ängste noch verstärkt wurden.« Er wußte nicht, dass es bis zu zwei Monate dauern kann, bis die Tabletten wirken. Die Freundin riet ihm zum Gang in die Universitätsklinik. Als er in einer Gruppensitzung von den Nöten und Anfällen der anderen Patienten hörte, überfielen ihn prompt selbst zwei Attacken. Eine Betreuerin beruhigte ihn: »Herr M., wir sind bei Ihnen. Sie werden merken: Es ist nicht Ihr Körper, und es geht weg.«

Die Aufklärung über die natürlichen Angstabläufe im Körper ist schon ein Teil der Therapie. »Viele der Betroffenen verwechseln über Jahre hinweg Ursache und Wirkung. Sie glauben, dass ihre Angst von den heftigen körperlichen Symptomen kommt. Dabei sind sie es letztlich selbst, die mit ihren Gedanken Effekte wie Herzrasen oder Schwindelgefühle hervorrufen«, betont der Schweriner Psychiater Matthias Klampe. In manchen Kliniken machen daher geschulte Therapeuten mit ihren Patienten Übungen, die gezielt die Symptome einer Angstattacke hervorrufen.

Bei einem solchen Hyperventilationstraining merken die Betroffenen oft zum ersten Mal, welche Macht die eigene Atmung über den Körper hat: Sobald sie minutenlang verstärkt ausatmen, setzen jene Mechanismen ein, die sie von ihren Anfällen kennen. »Die meisten erschrecken dann zwar. Nach einer Weile aber sind sie total erleichtert. Sie sehen, dass es allen anderen Menschen nach einem solchen Versuch genauso ergeht«, berichtet der Sporttherapeut Klaus Dörflinger von der Vogelsbergklinik in Grebenhain. »Noch wichtiger ist: Sie merken auf einmal, dass sie wieder Herr der Lage sind und ihre Symptome bewusst durch die eigene Atmung beeinflussen können.«

Der Königsweg der Psychotherapie im Kampf gegen Ängste ist nach heutigem Wissen die kognitive Verhaltenstherapie. Genauso wie letztlich alle krankhaften Ängste »erlernt« sind, lassen sie sich auch wieder verlernen. Bei einem Patienten mit einer Panikstörung oder einer Phobie besteht ein Teil der Behandlung deshalb darin, dass man ihn – nach entsprechender psychologischer Vorbereitung – scheinbar brutal mit den Auslösern seiner Angst konfrontiert. Wer Angst vor hohen Gebäuden hat, geht mit dem Therapeuten auf Kirchen oder Fernsehtürme, Hundephobiker besuchen ein Tierheim, und wer Angst vor großen Plätzen hat, bekommt einen Termin für einen Spaziergang über den Marktplatz. Statt einen Rückzieher zu machen, setzt sich der Betroffene so lange seiner Angst aus, bis die Reaktion nach kurzer Zeit von selbst abklingt. Entscheidend ist dabei, dass der Patient am eigenen Leib erlebt, dass die von ihm als unausweichlich angesehene Katastrophe (»Ich sterbe« oder »Das Flugzeug wird abstürzen«) ausbleibt.

Die Chancen auf Heilung stehen gut: Mehr als 80 Prozent der an einer Panikstörung oder einer Phobie Leidenden können von ihren Qualen befreit werden. Und das ganz ohne jahrelange Seelenbeschau auf der Couch. In vielen Fällen, sagt der Basler Psychologe Margraf, reichen 10 bis 20 Therapiestunden aus, um den Betroffenen wieder ein normales Leben zu ermöglichen.

Doch warum geraten manche Menschen aus der Bahn? Den Fall des 29-jährigen Partygängers könnte man als Nebenwirkung hemmungslosen Drogenkonsums abtun. Aber der Dauerrausch war vielleicht schon die Folge von Ängsten. »Drogenkonsum oder Essstörungen haben sehr oft die Funktion, Ängste zu binden und das Selbst zu schützen«, schreibt der Psychologe Wolfgang Schmidbauer in seinem Buch Lebensgefühl Angst. Drogenexperimente seien ein verbreitetes Ritual, um sich von Ängsten vor der Sexualität zu befreien, und ein Kampf gegen innere Leere. M. hatte in diesem Gefecht nur scheinbar die Oberhand. »Ich war immer an vorderster Front, nach dem Motto: »Welt, hier bin ich.«« Irgendwann siegte die Angst.

Aber nicht jeder Mensch betäubt sich. Viele überstehen großen Stress unbeschadet. Ist ihr Hirn anders aufgebaut? Die Antwort auf diese Frage reicht tief in den Grundstreit der Hirnforschung: Wird Persönlichkeit eher von den Genen oder eher von der Umwelt geprägt? Sind Phobien und Panikattacken angeboren oder Folge von schwerer Kindheit und Traumata?

»Warum bei manchen Menschen aus einer normalen Angst eine pathologische Form wird, ist unklar«, sagt Holsboer, »Man sieht dem Hirn nichts an.« Er vermutet, dass der Grad der Angstbereitschaft abhängig ist von den individuellen Verästelungen der Neuronen, der genetisch bedingten Balance der Botenstoffe, vom stimmigen Konzert der Synapsen. »Sie haben in ihrer Erbsubstanz drei Millionen punktuelle Veränderungen, die dazu führen können, dass man unter bestimmten Außenbedingungen Botenstoffe entwickelt, die dann Angst erzeugen«, sagt der Münchner Psychiater. Auch frühkindliche Traumata oder eine ungünstige Erziehung manifestierten sich im Stoffwechsel und in den Nervenzellen. »Es gibt Untersuchungen an Erwachsenen, die als Kind traumatisiert wurden«, sagt Holsboer, »bei denen wurden im Hirn ein Leben lang erhöhte Mengen von Neuropeptiden gefunden, von denen man weiß, dass sie Angstsymptome auslösen können.«

Andere halten eher kognitive Faktoren und Traumata für zentral. Der Göttinger Hirnforscher Gerald Hüther geht davon aus, dass frühkindliche Erfahrungen die Hirnstrukturen in Richtung erhöhter Angstbereitschaft verändern. Normalerweise hielten drei kognitive Ressourcen Ängste in Schach: erstens das Vertrauen, Probleme aufgrund von erworbenem Wissen meistern zu können. »Aber das hält nicht ewig, weil sich die Welt ändert und das angesammelte Wissen dann nichts mehr nützt«, sagt Hüther. Wichtiger sei deshalb zweitens die Erfahrung, dass im Problemfall jemand hilft. Die dritte Ressource sei die Zuversicht, dass selbst schlimmste Katastrophen sich wieder einrenken. Sind diese Ressourcen nicht in genügendem Maß vorhanden, gerät die Ordnung durcheinander.

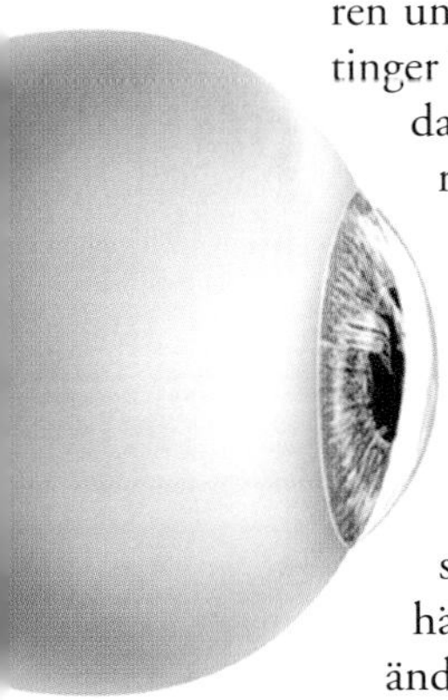

Nun sucht das limbische System, das Erfahrungen emotional bewertet, nach Lösungen. »Die sehen bisweilen bizarr aus«, sagt Hüther. Kindheitsmuster würden aktiviert. »Sie schmeißen mit der Tür, werfen sich auf den Boden, brüllen. Angriff, Flucht, dann folgt Erstarrung.« Insofern sei die Panikstörung »ein nicht sehr tapferer und kluger Weg, wieder einigermaßen Ordnung herzustellen – aber der einzig gangbare.«

»Besonders die Zuversicht«, sagt Hüther, »ist uns in den letzten Jahren in der Gesellschaft furchtbar weggebrochen.« Treiben womöglich die Meldungen über Klimawandel, Terror, Globalisierung und Arbeitslosigkeit die Menschen reihenweise in schwere Angststörungen? Holsboer warnt vor einer Trivialisierung des Angstbegriffs. Sorgen und Ängstlichkeit seien doch etwas anderes als eine manifeste Angststörung, wie Herr M. sie durchgemacht hat. Allerdings hänge von der Kultur und dem Zeitgeist ab, wo die Grenzlinie zum Krankhaften verlaufe. Studien haben gezeigt, dass die meisten Angstgestörten kaum Einbußen in der Lebensqualität hinnehmen müssen – anders als etwa die Depressiven. Mancher ist sogar mit »Unterstützung« des Leidens zu Höchstform aufgelaufen. Charles Darwin traute sich aus Angst vor Panikattacken nicht mehr auf die Weltmeere hinaus und formulierte zu Hause die Evolutionstheorie. Den menschenscheuen Robert Falcon Scott trieb die Sozialphobie zum Entdecken ins ewige Eis.

Nicht jeder Stress ist gleich eine unnatürliche Störung

Schon was die Menschen als Stressor bewerten, ist höchst variabel. »Ich kann da manchmal nur den Kopf schütteln, wenn ich sehe, was zum Stress erklärt wird«, sagt Holsboer. Jeder Druck werde als unnatürliche Störung angesehen: »Als wenn wir als höchstes Lebensziel ein stressfreies Leben brauchten.« Die Epidemiologen neigten dazu, zu viele Menschen als angstkrank zu betrachten. Holsboer kann nicht bestätigen, dass in letzter Zeit mehr Angstpatienten in seine Klinik strömen. »Die Pharmaindustrie ist natürlich überglücklich über Erhebungen, bei denen rauskommt, dass praktisch jeder Bürger ein Psychopharmakon haben sollte.«

Medikamente oder Therapie – bei dieser Frage prallen die unterschiedlichen Konzepte aufeinander. Wer die Kognition für die Ursache der Angst hält, bevorzugt psychotherapeutische Verfahren. Der neurobiologisch orientierte Therapeut hält auch Medikamente für wertvoll. In seinem Angstbuch beschreibt der Arzt und Diplompsychologe Borwin Bandelow die verwirrende Lage so: Der Psychoanalytiker empfiehlt eine tiefenpsychologische Therapie und rät von Medikamenten ab; der Landarzt hält nichts von »Psychogequatsche« und verschreibt Valium – was längst als Therapie zweiter Wahl gilt. Bevorzugt werden jetzt die Selektiven Serotonin-Wiederaufnahmehemmer (SSRI).

Bandelow plädiert für einen undogmatischen Einsatz aller zur Verfügung stehenden Mittel. Mit einer maßgeschneiderten Therapie sind die Erfolgsaussichten sehr gut. Sogar der Therapeut profitiert mitunter. »Die Arbeit in der Angstambulanz«, erzählt Bandelow, »macht übrigens Spaß.« Diese Patienten seien nicht selten »sensible, feinfühlige, charmante und interessante Mitbürger«. Und in kurzer Zeit könne man Behandlungserfolge sehen, »was in der täglichen Arbeit eines Psychiaters nicht gerade der Normalfall ist«.

STATISTIK

Angst und Depression

»Dieser Winter macht mich mal wieder depressiv« – kaum ein Ausspruch zeigt deutlicher, dass es hierzulande längst salonfähig ist, ganz locker über die Schattenseiten der Seele zu sprechen. Doch echte Depressionen sind nicht zu vergleichen mit Phasen von schlechter Laune oder Grübelei. Es handelt sich um psychische Störungen, bei denen die Empfindung aller Gefühle reduziert ist. Die Betroffenen sind niedergeschlagen, sie haben zu nichts mehr Lust, fühlen sich minderwertig, kapseln sich ab und erleben schon die kleinsten Aufgaben als große Belastung. Darüber hinaus stoßen Menschen mit Depressionen auf erhebliche Ressentiments. Sie werden nicht offen diskriminiert, aber Freunde und Verwandte wenden sich ab, was die Betroffenen noch tiefer in die Krise stürzt. Jedes Jahr finden rund 8000 Menschen in Deutschland ihren Zustand so unerträglich, dass sie Suizid begehen.

Jeder zehnte Bundesbürger, schätzen Experten, erlebt mindestens einmal im Leben eine schwere depressive Episode. Je nachdem, welchem Forscher und welcher Studie man Glauben schenkt, sind zwischen 3 bis 18 Prozent der Bevölkerung betroffen.

Selbst für Mediziner ist es oft nicht einfach, Depressionen richtig zu diagnostizieren. Denn nicht bei jedem äußert sich das Leiden in den gleichen Beschwerden. Während die einen Patienten gebremst, still oder gar völlig erstarrt erscheinen, leiden andere an quälender Unruhe und Gereiztheit. Experten unterscheiden vor allem drei Formen von depressiven Störungen:

erstens die unipolare Depression, die mit einer oder mehreren depressiven Episoden einhergeht. Zweitens die bipolare Störung, bei der sich depressive Phasen mit manischen abwechseln, also mit Episoden von extremer Hochstimmung, übersteigertem Tatendrang, Größenwahn und unvernünftiger Risikobereitschaft. Und drittens die Dysthymie – eine weniger ausgeprägte, aber chronische depressive Verstimmung, die mindestens zwei Jahre anhält. Die Betroffenen können sich über nichts richtig freuen, sind schnell gekränkt und enttäuscht, leiden unter Ängsten und sind insgesamt sehr pessimistisch.

Umstritten ist, welche Therapie am besten hilft. Mit Medikamenten allein, wie es nach wie vor viele Ärzte versuchen, ist es nicht getan. Zwar wirken die modernen Antidepressiva kurzfristig oft recht gut; die meisten Patienten haben nach drei Monaten tatsächlich keine Symptome mehr. Häufig erleiden die mit Psychopharmaka Behandelten aber einen Rückfall.

Bessere Chancen auf dauerhaften Erfolg haben psychologische Verfahren, vor allem die kognitive Verhaltenstherapie. Der Therapeut hilft dem Patienten dabei, zunächst für kleinere, später für schwierigere Probleme selbst Lösungen zu entwerfen und neue, gesündere Verhaltensweisen einzuüben.

Mitunter ist auch die Behandlung so genannter Vorläuferstörungen nötig und hilfreich. Oft verstecken sich hinter einer Depression nämlich andere, frühere Erkrankungen – in den meisten Fällen eine Angststörung. Wie hilfreich eine gezielte Angsttherapie sein kann, haben Forscher am Beispiel von Panikattacken nachgewiesen. Nur jeder fünfte Patient, dessen Panik behandelt worden war, entwickelte später eine depressive Störung. Bei den Nichtbehandelten war es fast jeder Zweite.

Hypochondrie

Ist da was?

Diffuse Ängste und unerklärbare Symptome treiben Patienten und Ärzte zur Verzweiflung – und unser Gesundheitssystem in den Ruin. Wie man mit rätselhaften Krankheiten umgeht, machen andere Länder vor. Von Harro Albrecht

Ein normaler Arbeitstag bringt Wolfgang Kreischer viele undurchsichtige Fälle. Am Morgen sitzt jene 80-jährige Patientin vor ihm, die seit Jahren über eine Art rheumatischen Schmerz klagt. Das Problem ist nur, dass die Rheumatologen nichts Ungewöhnliches finden können, auch die Kardiologen und Gastroenterologen nicht. »Die Schmerzen sind rein psychisch«, sagt Kreischer, »aber ich habe noch nicht herausgefunden, woran es liegt.« Der alten Dame folgt zum wiederholten Mal das krankheitsbesorgte Ehepaar. Er mit Migräne, sie mit Gastritis. Eigentlich liege privat einiges im Argen, »doch das darf ich nicht ansprechen«, sagt Kreischer. Gegen Mittag schaut noch die bosnische Familie vorbei: Hier das Stechen in der Brust, Herr Doktor, und dort der Bauch, der schmerzt. Seit Jahren wollen die Bosnier nicht einsehen, dass sie keine organische Krankheit plagt, sondern eine posttraumatische Belastungsstörung. »Das alles kostet viel Zeit und Einsatz«, sagt Kreischer, der auch Vorsitzender des Hausarztverbandes von Berlin-Brandenburg ist. »Wenn von der Sorte zwei oder drei kommen, dann ist der Tag gelaufen.« Der Tag ist häufig gelaufen. Unerklärliche Beschwerden und hypochondrische Befürchtungen sind nicht nur in Kreischers Praxis der Normalfall. »20 bis 50 Prozent aller Patienten, die zum Arzt gehen, sind organisch nicht krank«, sagt Winfried Rief, Psychosomatiker von der

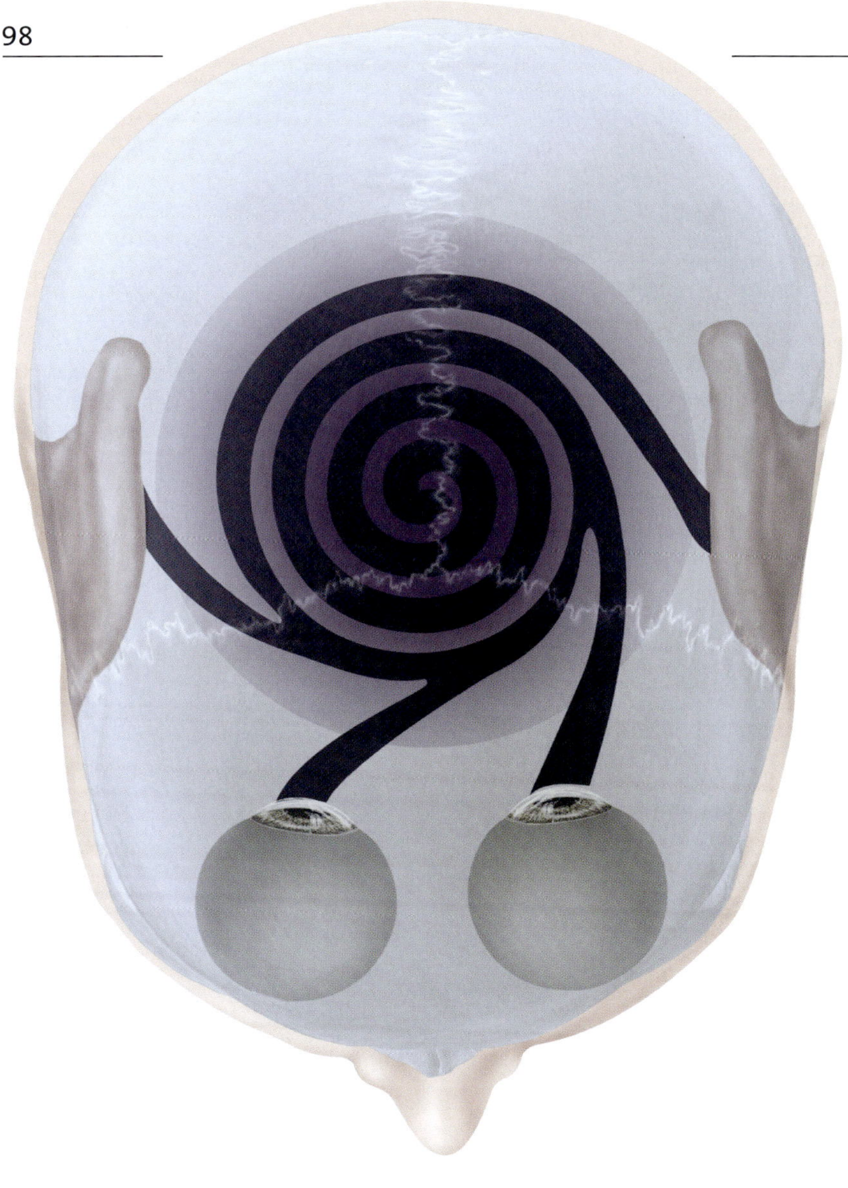

Uniklinik Marburg. Findet sich keine organische Diagnose, beginnt häufig ein Teufelskreis, der Ärzte zur Verzweiflung treibt, Patienten unnötig belastet und am Ende unser Gesundheitssystem Unsummen kostet. Die hartnäckigsten Fälle sind dabei die echten Hypochonder, die jedes Symptom als Vorbote einer tödlichen Erkrankung deuten. Bis zu 100-mal im Jahr suchen diese Bedauernswerten ärztlichen Rat. Für sie wird der Gang zum Mediziner zu einer echten Sucht, der mit hausärztlichen Mitteln kaum mehr beizukommen ist (siehe Kasten »Die Infarkte des Herrn H.«, S. 105).

Mancher Patient gilt nur noch als »der Fall mit der dicken Akte«

Die echte Hypochondrie ist zwar das prominenteste Leiden an unerklärlichen Symptomen; viel häufiger aber sind die alltäglichen Gesundheitsängste und die so genannten somatoformen Störungen, deren Ursachen sich im Dunkel des geheimnisvollen Zusammenspiels von Psyche und Physis verlieren. Unter Ärzten kursieren für solche Patienten mit realen Symptomen, aber ohne organischen Befund oft wenig schmeichelhafte Bezeichnungen – da ist vom »Fall mit der dicken Akte« die Rede oder vom »schwarzen Loch«. Dahinter verbirgt sich oft nur Hilflosigkeit. Ihre Ausbildung bereitet die Ärzte auf solche Grenzfälle nicht gut vor.

Das Scheitern der schulmedizinischen Kunst an diesen Phänomenen vergiftet die Beziehung zwischen Arzt und Patient. Gern suchen die einzelnen Akteure die Schuld bei ihrem jeweiligen Gegenüber. Kranke klagen über unfähige Mediziner, diese schimpfen auf ihre wehleidigen Patienten, beide zusammen auf die Gesundheitspolitik, die ihnen die Leistungen kürzt, während Politiker und Krankenkassen wiederum den massiven Missbrauch ihres Systems durch »Gesundheitsschmarotzer« beklagen. Tatsache aber ist, dass wir alle unseren Teil zu dem Missstand beitragen: Patienten fordern heute mehr als in den vergangenen Jahrzehnten. Pharmafirmen und Medien schüren die Angst vor der Krankheit wie nie zuvor. Das bringt die Ärzte in Zugzwang. Diese trauen oft ihren Befunden nicht mehr und halten den Patienten mit immer neuen Untersuchungen in der Schwebe.

Die Odyssee durch die Arztpraxen beginnt mit einer kleinen Disharmonie. Was habe ich denn da? Bauchschmerzen, Druck im Kopf, Ziehen im Rücken …? Fragt man ältere Menschen, ob sie am Vortag Beschwerden hatten, geben zwei Drittel an, sie seien müde gewesen, hätten sich schwach gefühlt oder seien wackelig auf den Beinen gewesen. Je drängender die Angst, desto häufiger gehen die Menschen zum Doktor. In Europa sind wir in Sachen Gesundheitsangst gar Spitzenreiter: Deutsche konsultieren nahezu doppelt so häufig einen Arzt wie Franzosen, Niederländer, Schweden oder Dänen.

»Dabei sind körperliche Missempfindungen etwas ganz Normales«, sagt der Psychosomatiker Winfried Rief. Jeder fühlt mal ein Zwicken im Darm, einen Druck in der Brust oder das Reißen in der Flanke. Entscheidend aber ist, wie die Signale aus dem eigenen Körper bewertet werden. Und da findet in der trügerischen Sicherheit komfortabler Zivilisationen offenbar ein Wertewandel statt. »Das Bewusstsein, dass auch ein gesunder Körper ständig Missempfindungen produziert, geht kulturell momentan etwas verloren«, drückt es Rief vorsichtig aus. Will sagen: Was früher einfach hingenommen wurde, wird heute schnell zu einer veritablen Malaise stilisiert. Über die Gründe für diese Entwicklung kann man nur spekulieren: Liegt es daran, dass wir heute weniger konkreten Bedrohungen ausgesetzt sind – und uns eher vor schwer fassbaren Risiken (Elektrosmog, Radioaktivität, Lebensmittelkeimen) fürchten? Viele Menschen scheinen heute ein perfektes Wohlbefinden nach der Definition der Weltgesundheitsorganisation als Normalzustand anzusehen – und suchen bei der geringsten Störung des Idealzustands medizinischen Rat.

Das medizinische Paradox: Die einen kommen zu oft, die anderen zu spät

Dabei soll nicht verschwiegen werden, dass das Verhältnis der Bundesbürger zur Medizin von einem paradoxen Missverhältnis gekennzeichnet ist: Die einen Patienten kommen zu oft, die anderen zu spät. So kennen zum Beispiel die meisten Laien die Zeichen eines Herzinfarkts – dennoch wartet die Hälfte aller Patienten mit typischen Symptomen viel zu lange, bis sie den Notarzt ruft. Auf der anderen Seite bevölkern die Menschen die Praxen wegen Lappalien.

Die häufigsten Gründe für einen Arztbesuch sind Allerweltssymptome wie Bauch-, Brust-, Herz- oder Rückenschmerz, Schwindel und Schweißausbrüche. Die wahrscheinlichste Ursache dafür ist fast immer eine nicht organische Erkrankung, die von psychischen Störungen überlagert wird. »Selbst wenn man da schöne organmedizinische Erklärungen anbietet, sind diese in der Mehrzahl der Fälle falsch«, sagt Winfried Rief. Hausärzte wissen aus Erfahrung, dass viele dieser Symptome auch ohne Behandlung nach einiger Zeit wieder von selbst verschwinden. Doch die Mediziner sind in einer Zwickmühle: Sie dürfen schon aus rechtlichen Gründen keine schwerwiegenden Leiden übersehen – auch wenn zu viel Diagnostik teuer ist und beim Patienten falsche Befürchtungen wecken kann.

Statt den Leidenden also mit beruhigenden Worten nach Hause zu schicken, setzen sie ihn vorsichtshalber auf den Medizin-Parcours. Zunächst ordnet der Doktor eine ganze Reihe Bluttests an. Fördern diese nichts zutage, und kommt der Patient nach zwei Wochen wieder, fährt man schwerere Geschütze auf. Nun wird der Patient nervös: Hat er etwa Krebs, ist es ein Magengeschwür oder eine bösartige Blutbildveränderung? Nach Monaten kommt schließlich der abschließende Bescheid: »Jetzt haben wir alles untersucht, ohne Ergebnis – bei Ihnen ist es wahrscheinlich psychosomatisch.«

Für den Arzt ist damit der Fall meist erledigt. Der Hilfesuchende hingegen, von dieser plötzlichen Wendung überrascht, hält die Diagnose für eine Ausflucht und besteht auf gründlicher Ursachenforschung. Doch für einfühlsame Gespräche und Erörterung der Lebensumstände bleibt in der Praxis kaum Zeit. Was für den Arzt zählt, ist die Zahl der behandelten Kranken, nicht die Dauer der Behandlung. Ganze 4,3 Minuten nimmt sich der deutsche Hausarzt im Schnitt seiner Patienten an – in anderen Ländern wie der Schweiz dagegen sind es 8,7 Minuten. Die Folgen dieser knappen Aufmerksamkeit hat der Psychologe Peter Salmon bei britischen Ärzten (die mit 4,7 Minuten ähnlich zackig wie die deutschen praktizieren) nachgewiesen. Als Salmon das Gespräch zwischen 420 Patienten mit unerklärlichen Symptomen und ihren Ärzten belauschte, zeigte sich:

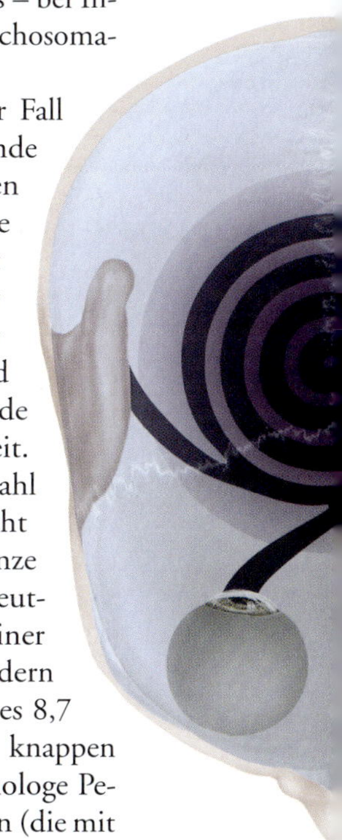

Obgleich die Patienten schwierige Lebensumstände andeuteten, gingen die Ärzte darauf nicht ein. Lieber ordneten sie weitere Untersuchungen an und überwiesen den Problemfall zu irgendeinem Spezialisten.

So kommt es, dass die Fachärzte von Menschen belagert werden, die über chronische Symptome klagen, für die sich aber keine auffälligen Organbefunde entdecken lassen. Diese somatoformen Störungen machen das ärztliche Tagwerk schwer. »Warum behandeln Ärzte Menschen mit somatoformen Störungen so ungern?«, fragt sich und seine Zunft der australische Psychiater Saxby Pridmore im Fachblatt Australian Psychiatry. Der wichtigste Grund sei wahrscheinlich, dass Ärzte nicht akzeptieren wollen, dass diese Art Störung vom Kranken nicht willentlich beeinflusst werden kann.

Wer häufig untersucht wird, ist am Ende richtig krank

Wie man schwierigen somatoformen Fällen besser begegnet, lehrt Winfried Häuser. Seit zehn Jahren bietet der Facharzt für Innere und Psychotherapeutische Medizin am Klinikum Saarbrücken seinen Kollegen Weiterbildungskurse an. Wie etwa geht man mit einem Patienten um, der mit rätselhaften Magen-Darm-Beschwerden beim Gastroenterologen erscheint, bei dem die Darmspiegelung aber keinen Befund erbringt? »Sagen Sie nicht: ›Sie haben nichts‹«, empfiehlt Häuser den Ärzten. Besser sei der Hinweis, die Patienten hätten einen »Reizdarm«. Dieser könne durch verschiedene Faktoren entstehen, durch Nahrungsmittel oder aber auch durch innere Anspannung und Stress. »Haben Sie bei sich beobachtet, was Ihre Beschwerden auslöst oder verstärken kann?«, wäre eine Frage, die das Gespräch auf die richtige Spur lenkt. Aber solche Hinweise würden selten gegeben. Auch werde nicht erfragt, ob der Patient mit weiteren Symptomen schon bei anderen Fachärzten gewesen sei. »Die Patienten, die ich sehe, sind x-mal untersucht worden – insbesondere die Privatversicherten.« Dabei mache das häufige Untersucht-Werden oft erst richtig krank, kritisiert Häuser. Sein Fazit ist daher an Deutlichkeit kaum zu überbieten: »Das medizinische System selbst ist sicher ein chronifizierender Faktor.«

Und das gilt nicht nur für die Gastroenterologie. So wie sie den Reizdarm, kennt jede Fachdisziplin ihre eigene somatoforme Störung: Bei den Urologen ist es die Reizblase, beim Gynäkologen der chronische Unterbauchschmerz, beim Rheumatologen die Fibromyalgie und bei den Neurologen der Spannungskopfschmerz. Auslöser können seelische Überforderungen sein oder auch vorübergehende Erkrankungen, welche die Sensibilität für Missempfindungen aus dem Körper erhöhen, was wiederum die Selbstregulation der Körperfunktionen stört. Dieses Zusammenspiel zwischen Geist und Körper kann sich verselbstständigen und zu Herzrasen, innerer Unruhe, Schlaflosigkeit und Nervosität führen. Schon ohne große Untersuchung sind solche Patienten auffällig. »Patienten mit funktionellen Darmstörungen schildern ihre Beschwerden oft mit größerem Leidensdruck und ausladender als Tumorpatienten«, sagt Winfried Häuser.

Ein längeres Gespräch mit dem erstbehandelnden Arzt könnte viele dieser chronischen Verläufe verhindern. Auch Alibi-Diagnosen wie »Cephalgie« (Kopfschmerzen) oder »Dorsopathie« (Rückenschmerzen) bestärken den Patienten fälschlicherweise darin, dass irgendetwas an seinen Organen nagt. Wurde etwas übersehen, ist es nicht doch Krebs? Wenn dann monatelang ergebnislos weiter gesucht wird, sind die Patienten gedanklich ganz darauf eingestellt, dass irgendetwas körperlich noch nicht erkannt ist. Zwischen Arzt und Patient tut sich ein Graben auf. »Stell mir endlich eine Diagnose«, fordert der Patient, und der Arzt denkt: »Glaub mir endlich, dass ich dich ordentlich untersucht habe.« Aus diesem Dilemma befreit sich der Patient nicht selten durch den Arztwechsel, das so genannte Doktor-Hopping. Beim nächsten Arzt beginnt das Drama von vorn.

In Skandinavien wird dieser Teufelskreis schneller durchbrochen. Dort ist das Bewusstsein verbreiteter, dass es mehr gibt als körperliche Erkrankungen. Die Ärzte sind miteinander vernetzt und stimmen ihre Strategie für die einzelnen Patienten besser ab. Dem deutschen Mediziner aber bringt die Diagnose »funktionelle Störung« keinen Ruhm ein. »Wenn der Assistenzarzt in der Uniklinik den Verdacht äußert, ein Leiden sei psychosomatisch, wird die Mehrzahl der Chefärzte diesen Arzt dafür rügen«, sagt der Psychosomatiker Winfried Rief, »einen super Ruf wird man hingegen erwerben, wenn man etwas ganz Seltenes entdeckt hat.«

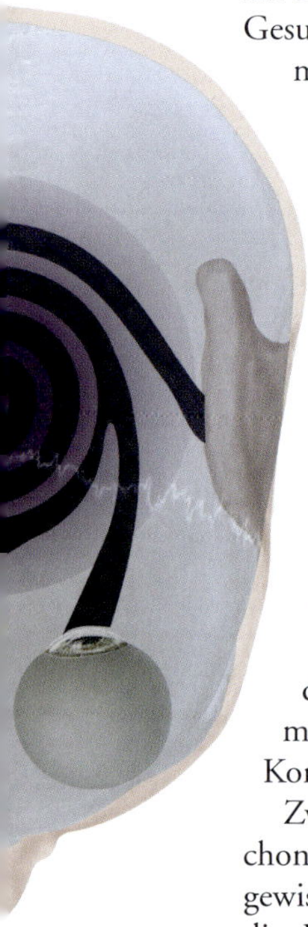

Auf diese Weise leistet auch die Medizin ihren Beitrag dazu, aus der leichten Gesundheitsangst irgendwann eine somatoforme Störung oder als Spezialfall die echte Hypochondrie entstehen zu lassen. Den Hypochonder quält nicht so sehr das Symptom, sondern seine Angst vor möglichen tödlichen Krankheiten. Hinter jedem Darmzwicken lauert der vernichtende Krebs, hinter jedem Herzklopfen der nahe Herztod. Sie sind keine eingebildeten Kranken, denn sie bilden sich die Symptome nicht ein, sie spüren sie wirklich. Auch Menschen mit schwerer Krankheitsangst können die Signale aus dem Körper nicht mehr adäquat bewerten und in den Kontext stellen.

Zwar kennen wir alle solch hypochondrische Befürchtungen – sie sind in gewisser Weise sogar überlebensnotwendig. Doch meistens dauert die Angst nur ein paar Sekunden oder Minuten. »Na gut«, beruhigt man sich, »wenn das in drei Tagen immer noch so schlimm ist, geh ich zum Arzt.« Doch diese Fähigkeit, sich selbst auf die Warteliste zu setzen, hat der echte Hypochonder verloren. Er ängstigt sich ohne Unterlass. Beispielsweise meidet er Sport, weil dieser ja die angenommene Krankheit verschlimmern könnte; dann wiederum fühlt er sich in seinen schlimmsten Annahmen bestätigt, wenn er völlig untrainiert beim Treppensteigen außer Atem kommt.

Entgegen landläufiger Meinung ist die Hypochondrie keine Willensschwäche. Die Betroffenen sind Gequälte, die ihre Ängste nicht einfach nach dem Motto »Reiß dich mal zusammen« abstellen können. Laut Definition im offiziellen Katalog der Krankheiten ICD 10 muss die Krankheitsangst mindestens ein halbes Jahr andauern, dürfen sich Betroffene nicht durch Untersuchungen beruhigen lassen und muss ihr Leben beeinträchtigt sein. Schätzungsweise 1,5 Prozent aller Patienten, die zum Hausarzt kommen, sind von dieser schwersten Krankheitsangst betroffen. Das klingt nach wenig. Aber bei 59 000 praktizierenden Hausärzten mit jeweils 1000 Patientenkontakten im Quartal kommt eine Million Individuen zusammen.

Ignoriert und falsch behandelt, kommen hypochondrische Störungen – ebenso wie Gesundheitsängste und somatoforme Beschwerden – das Gesundheitssystem teuer zu stehen. Nicht selten führt ein langer Leidensweg am Ende in die Frühberentung. Bei »einem Drittel bis der Hälfte aller Fälle von Frühberentung«, sagt der Psychosomatiker Winfried Rief, spielten psychische Faktoren »eine wesentliche Rolle«. Doch auch der vorzeitige Ruhestand erlöst die Betroffenen nicht. Nun sitzen sie zu Hause, sind unglücklicher als zuvor und frequentieren die Ärzte noch häufiger.

Am Ende leiden darunter nicht nur die Patienten und ihre Angehörigen – sondern auch die Mediziner selbst. Der Hausarzt Wolfgang Kreischer, der auch ehrenamtlich für die Rentenkasse für Ärzte tätig ist, kann davon ein Lied singen. »Somatoforme und hypochondrische Störungen haben bei den Ärzten signifikant zugenommen«, sagt Kreischer, »wir haben im Berliner Ärzteversorgungswerk einen steilen Anstieg an psychosomatischen Erkrankungen, die zur Berufsunfähigkeit führen.«

Wie krank muss ein Gesundheitssystem erst sein, in dem schon die Therapeuten zu Hypochondern werden?

Die Infarkte des Herrn H.

In der Psychosomatik-Klinik Bad Bramstedt werden Hypochonder therapiert. Sie lernen ihren Körper neu kennen.

In Bad Bramstedt, nördlich von Hamburg, sind 12 von 370 Betten in der Psychosomatik-Klinik für Hypochonder reserviert. »Es geht nicht um die spielerische Krankheitssorge als Marotte«, sagt Chefarzt Detlev Nutzinger und verdeutlicht dies an ein paar Beispielen. »Wir hatten hier einen Ingenieur, der sich immer auf die Brust schlug, damit sein Herz im richtigen Drehzahlbereich lief, und eine Tiermedizinstudentin, die sich alle zwei Stunden den Wecker stellte, um nachzusehen, ob ihr Herz noch schlägt.« Auch Thomas H. sorgt sich schon sehr lange um sein Herz. Mit 18 dachte er das erste Mal, er habe einen Herzinfarkt. Seit zwei Wochen ist der 42-jährige Patient in Nutzingers Klinik. »An einen Herzinfarkt habe ich diesmal zuerst gar nicht gedacht«, sagt H. über den Vorfall im vergangenen Jahr und knetet seine Finger. Nach einem Tennisspiel vermutete er zunächst eine verrenkte Schulter. Sein Orthopäde versuchte es mit Spritzen. H. deutet mit Daumen und Zeigefinger an, wie ihm der Arzt die Injektionen der Reihe nach senkrecht und waagerecht in den Rücken setzte. Das aber half nur kurz, dann kam die alte Sorge. War es nicht doch ein Infarkt? Die Nervosität stieg, mit ihr nahm auch die Beklemmung in der Brust zu. »Mit Ausstrahlung in den Arm«, sagt H., der sich mit der klassischen Herzinfarktsymptomatik bestens auskennt. Er ging in ein Hamburger Krankenhaus. »Ich bekam mit, wie sich die Ärzte darüber stritten, ob es wirklich ein Infarkt war«, sagt H. Schließlich behandelten sie ihn doch.

In der Reha-Klinik legte ihm die Psychologin eine mögliche Ursache seiner wiederkehrenden Herzattacken nahe. Es könne sein, meinte sie vorsichtig, dass auch seine Psyche ein Grund für die Beschwerden sei. Das Wort »Hypochondrie« fiel. Er bekam den Tipp, sich in Bad Bramstedt behandeln zu lassen. Dort rollten die Ärzte und Psychologen in vielen Gesprächen den Leidensweg von H. auf.

Dem Anfall waren eine ganze Reihe von traumatischen Erfahrungen und vermeintlichen Fehldiagnosen im familiären Umfeld vorausgegangen. Als H. 15 Jahre alt war, starb sein Großvater. Auch dieser hatte über Herzschmerzen geklagt. Er war zum Arzt gegangen, der nichts gefunden hatte. »Innerlich hatte der überall Krebs«, sagt H., »wie kann es sein, dass der Arzt das nicht entdeckt hat?« H.s Vater klagte nach einer Bypassoperation weiterhin über Herzschmerzen. Der behandelnde Arzt empfahl eine Reise in den trockenen Süden, nach Afrika. Doch dort, in der Wüste, erlitt der Operierte einen Infarkt und musste Monate in einem fernen Krankenhaus zubringen. Mit 18 hatte H. dann erstmals selbst das Gefühl, ein Herzinfarkt würde ihn umbringen. Aber die Ärzte konnten nichts Pathologisches diagnostizieren.

In den folgenden Jahren verspürte H. immer wieder Schmerzen in der Brust, aber auch Bauchgrimmen, Rückenschmerzen und Schwindelgefühle. Er wurde unwirsch, ja aggressiv. »Wie konnte das Arschloch das übersehen«, kommentiert H. eine vermeintliche ärztliche Fehldiagnose. H. ging immer häufiger zum Arzt: »Von 1991 bis heute vielleicht 20mal, vielleicht auch 30-mal oder mehr«. Zu den Krankheitsängsten gesellten sich noch zunehmend Schwierigkeiten bei der Arbeit. »Man kann ja nicht mit schweißnassen Händen und Schwindelgefühlen in eine Besprechung gehen«, sagt H.

Traumatische Erfahrungen können die Hypochondrie auslösen, eine eigene Erkrankung oder die von Angehörigen. Männer und Frauen werden gleichermaßen von extremen Ängsten gequält. Die Betroffenen verlieren wie die Menschen mit funktionellen Beschwerden jedes Gespür für ihren Körper und ihre Verspannungen. Was genau diese Blockade auslöst, ist nicht sicher. »Ein Stück weit erlernt man, ob man Gefühle zeigen darf«, sagt Nutzinger, »aber es gibt auch den Verdacht, dass genetische Veranlagungen dafür existieren.«

Doch die Hirnphysiologie ist letztlich nebensächlich. Die Ärzte in Bad Bramstedt gehen davon aus, dass Hypochondrie ein erlerntes Verhalten ist, das sich verlernen lässt. In der Klinik wird der Hypochonder von seiner Droge Arzt entwöhnt. Am Anfang musste H. die Stationsärzte noch häufig rufen und sich beruhigen lassen. Jetzt erkundet er seinen Körper neu, lernt, dass das Rauschen aus seinem Inneren keine Katastrophe ankündigt, sondern von inneren Spannungen verursacht wird. Manche Patienten müssen zunächst lieb gewonnene, aber falsche magische Vorstellungen über ihre Krankheiten korrigieren. »Dem Ingenieur mit der Vorstellung, dass sein Herz ein Motor ist, demonstrierten wir mit Ultraschall, dass es nicht so ist«, sagt Nutzinger. Mit Sport, Kunsttherapie, Biofeedback und vielen Gesprächen wird der Patient sich seiner selbst bewusst. Zwei Drittel aller Patienten in Nutzingers Klinik geht es nach der Behandlung besser.

Nach dem ersten Besuch sind sechs Wochen vergangen, H. ist etwas gelassener. Inzwischen meint er, echte Infarktsymptome von Verspannungen unterscheiden zu können. Vergangene Woche musste er einen Belastungstest bestehen und ohne Pillendose und Handy mit dem Zug ins benachbarte Neumünster fahren. Dort sollte er sich ein paar Stunden die Zeit vertreiben. »Vorher war ich doch sehr angespannt«, sagt H., »und hinterher auch.« Bis zur Entlassung sind noch ein paar Ausflüge vorgesehen.

Epilog

Titanische Aufgabe

Der Illustrator der Serie hat soeben den Anatomie-Atlas »Prometheus« vollendet

In seiner weitläufigen Berliner Altbauwohnung ist Karl Wesker umgeben von Skeletten, Knochen und Schädeln. Neun Jahre lang hat der gelernte Lithograf zusammen mit dem Münchner Grafiker Markus Voll einen neuen Anatomie-Atlas in drei Bänden gezeichnet. Rund 4000 Abbildungen entstanden dabei. Der letzte Band von Prometheus erscheint im Februar. Wesker baut jede einzelne Grafik Schicht für Schicht im Computer auf. Zuerst zeichnet er die Knochen, darauf modelliert er die Gelenkkapseln, es folgen Muskeln und Sehnen, bis sich schließlich in der obersten Ebene die Haut über dem virtuellen Körper schließt. Jede Schicht kann nachträglich verändert und einzeln abgebildet werden. So erlauben die Grafiken maßgeschneiderte Einblicke in die menschliche Physis.

Vor der Arbeit an dem großen Lernatlas hatte Wesker für anatomische Abteilungen von Universitäten gearbeitet. »Es war ein Brot- und Butterberuf«, sagt Wesker, »eigentlich bin ich Künstler.« Als die Arbeit für den Thieme-Verlag begann, waren die Marschrichtung und der Zeitrahmen noch völlig unklar. Ein Lehrbuch sollte entstehen, das den gestiegenen Lernanforderungen an einen Medizinstudenten entspricht. In möglichst kurzer Zeit sollte der angehende Arzt anatomische und klinisch relevante Aspekte eines Körperteils kennen lernen. Erst die flexible Arbeitsweise am Computer und die völlige Neukonstruktion aller anatomischen Details machten die Umsetzung dieser Idee möglich.

Hat Wesker noch nicht genug von der Anatomie? »Ich entdecke immer neue Feinheiten«, sagt er, »es ist ein gewaltiges Gebiet. Da hat man große Demut. Ich bereue keine Minute.«

Bibliografische Information
Der Deutschen Bibliothek

Die Deutsche Bibliothek verzeichnet diese Publikation in der Deutschen Nationalbibliographie; detaillierte bibliografische Daten sind im Internet über http://dnb.ddb.de abrufbar

Programmplanung:
Dr. Dierk Suhr

Projektkoordinator:
Susanne Richter

Printed in Germany

Zeichnungen: Karl Wesker, Berlin
Umschlaggestaltung: Cyclus – Visuelle Kommunikation, Stuttgart, unter Verwendung einer Zeichnung von Karl Wesker
Satz: Druckhaus Götz GmbH, Ludwigsburg
Gesetzt auf CCS Textline (Linotronic 630)
Druck: Westermann Druck Zwickau GmbH, Zwickau

ISBN 3-8304-3352-2
ISBN 978-3-8304-3352-1 1 2 3 4 5 6

Wichtiger Hinweis: Wie jede Wissenschaft ist die Medizin ständigen Entwicklungen unterworfen. Forschung und klinische Erfahrung erweitern unsere Erkenntnisse, insbesondere was Behandlung und medikamentöse Therapie anbelangt. Soweit in diesem Werk eine Dosierung oder eine Applikation erwähnt wird, darf der Leser zwar darauf vertrauen, dass Autoren, Herausgeber und Verlag große Sorgfalt darauf verwandt haben, dass diese Angabe **dem Wissensstand bei Fertigstellung des Werkes** entspricht.

Für Angaben über Dosierungsanweisungen und Applikationsformen kann vom Verlag jedoch keine Gewähr übernommen werden. **Jeder Benutzer ist angehalten,** durch sorgfältige Prüfung der Beipackzettel der verwendeten Präparate und gegebenenfalls nach Konsultation eines Spezialisten festzustellen, ob die dort gegebene Empfehlung für Dosierungen oder die Beachtung von Kontraindikationen gegenüber der Angabe in diesem Buch abweicht. Eine solche Prüfung ist besonders wichtig bei selten verwendeten Präparaten oder solchen, die neu auf den Markt gebracht worden sind. **Jede Dosierung oder Applikation erfolgt auf eigene Gefahr des Benutzers.** Autoren und Verlag appellieren an jeden Benutzer, ihm etwa auffallende Ungenauigkeiten dem Verlag mitzuteilen.